# 受験生の皆さんへ

　過去の問題に取り組む目的は、(1)出題傾向(2)出題方式(3)難易度(4)合格点を知り、これからの受験勉強に役立てることにあります。出題傾向などがつかめれば目的は達成したことになりますが、それを一歩深く進めるのが、受験対策の極意です。

　せっかく志望校の出題と取り組むのですから、本番に即した受験対策の場に活用すべきです。では、どうするのか。

　第一は、実際の入試と同じ制限時間を設定して問題に取り組むこと。試験時間が六十分なら六十分以内で挑戦し、時間配分を感覚的に身に付ける訓練です。

　二番目は、きっちりとした正答チェック。正解出来なかった問題は、正解できるまで、徹底的に攻略する心構えが必要です。間違えた場合は、単なるケアレスミスなのか、知識不足が原因のミスなのか、考え方が根本的に間違えていたためのミスなのか、きちんと確認して、必ず正解が書けるようにしておく。

　正答が手元にある過去問題にチャレンジしながら、正解できなかった問題をほったらかしにする受験生もいます。そのような受験生に限って、他の問題集をやっても、間違いを放置したまま、次の問題、次の問題と単に消化することだけに走っているのではないかと思います。過去問題であれ問題集であれ、間違えた問題は、正解できるまで必ず何度も何度も繰り返しチャレンジする。これが必勝の受験勉強法なことをお忘れなく。

入試問題検討委員会

## 【本書の内容】

1. 本書は過去6年間の薬学部の公募制推薦入試の問題と解答を収録しています。
2. 英語・化学の問題と解答を収録しています。尚、大学当局より非公表の問題は掲載していません。
3. 現在受験生を指導している、すぐれた現場の先生方による解答解説を掲載しています。
4. 本書は問題の微細な誤りをなくすため、実物の入試問題を大学より提供を受け、そのまま画像化して印刷しています。
   <u>平成31年度以降の試験問題には、実際の試験時間を入れています。</u>

　尚、本書発行にご協力いただきました先生方に、この場を借り、感謝申し上げる次第です。

# 目　　次

令和3年度

問　題　と　解　答

# 英　語

## 問題

（2科目　90分）

┌──────────────┐
│ 11月28日試験 │
└──────────────┘

3年度

---

**Ⅰ**　各問に答えよ。（16点）

**問1**　| 1 |〜| 4 |において，下線部の発音が他と**異なるもの**を，それぞれの**A〜D**のうちから
1つ選べ。

| 1 |　**A** dec<u>ei</u>ve　　**B** rec<u>ei</u>ve　　**C** n<u>ei</u>ghbor　　**D** perc<u>ei</u>ve

| 2 |　**A** all<u>ow</u>　　**B** dr<u>ow</u>n　　**C** <u>ow</u>l　　**D** b<u>ow</u>l

| 3 |　**A** <u>th</u>ough　　**B** brea<u>th</u>　　**C** <u>th</u>orough　　**D** <u>th</u>eater

| 4 |　**A** c<u>a</u>nal　　**B** bl<u>a</u>ck　　**C** C<u>a</u>nada　　**D** p<u>a</u>d

**問2**　| 5 |〜| 8 |において，最も強く読む音節の位置が他と**異なるもの**を，それぞれの**A〜D**の
うちから1つ選べ。

| 5 |　**A** be-tween　　**B** be-hind　　**C** oc-cur　　**D** com-ment

| 6 |　**A** mis-chief　　**B** su-perb　　**C** de-cline　　**D** pro-pose

| 7 |　**A** in-ter-val　　**B** his-tor-ic　　**C** fa-mil-iar　　**D** so-lu-tion

| 8 |　**A** ex-cel-lent　　**B** fa-vor-ite　　**C** cal-en-dar　　**D** con-sist-ent

Ⅱ　各問に答えよ。(32点)

問1　9　〜　16　において，空所を満たすのに最も適切なものを，それぞれの**A**〜**D**のうちから
1つ選べ。

9　I have to work hard to [　　] the time I wasted yesterday.
- **A**　run out of
- **B**　take care of
- **C**　make up for
- **D**　catch up in

10　He was [　　] up by his grandparents because his parents died when he was very young.
- **A**　grown
- **B**　taken
- **C**　brought
- **D**　told

11　Can you see the big pipeline which [　　] our town with gas?
- **A**　gives
- **B**　brings
- **C**　carries
- **D**　supplies

12　If you had phoned him about this matter, you would have [　　] me a lot of trouble.
- **A**　saved
- **B**　helped
- **C**　rid
- **D**　run

13　We had two guests yesterday.　One was an American and [　　] was a Japanese.
- **A**　all other
- **B**　the other
- **C**　other
- **D**　the another

14　[　　] of people in this town is three times as large as that of the neighboring town.
- **A**　Many numbers
- **B**　The number
- **C**　A number
- **D**　Numbers

15　I like this coat.　May I [　　] ?　Where are the fitting rooms?
- **A**　wear it out
- **B**　put it up
- **C**　try it on
- **D**　fit it on

16　All the children in the family will [　　] for Christmas this year.
- **A**　set
- **B**　gather
- **C**　form
- **D**　hold

問2 ⬚17⬚ ～ ⬚24⬚ 次の日本文の意味を表すように(1)～(4)それぞれの**A～G**を最も適切な順序に並べかえたとき，**3番目**と**5番目**にくるものを選べ。なお，文頭にくる語句も小文字で書いてある。

(1) 私のパソコンが先週故障しました。修理してもらうのにかなりお金がかかりそうです。

My personal computer stopped working last week.

I am afraid it ⬚ ⬚ ⬚17⬚ ⬚ ⬚18⬚ ⬚ .

A will         B repaired         C it         D to

E have         F cost         G a lot

(2) 天気予報によると今晩は雨だそうです。雨に備えて傘を持って行ったほうがいいですよ。

The weather forecast says it will rain this evening.

So, you should ⬚ ⬚ ⬚19⬚ ⬚ ⬚20⬚ ⬚ ⬚ .

A it         B take         C an umbrella with         D case

E in         F rains         G you

(3) もしあなたの助言がなかったなら，私の兄は留学していなかったでしょうに。

My brother would not have studied abroad, ⬚ ⬚ ⬚21⬚ ⬚ ⬚22⬚ ⬚

⬚ .

A your advice         B if         C for         D it

E been         F had         G not

(4) 帰宅途中，スーパーマーケットに寄ったら，リンゴを買うのを忘れないように私に言ってくださいね。

⬚ ⬚ ⬚23⬚ ⬚ ⬚24⬚ ⬚ ⬚ when we go to the supermarket

on the way home?

A will         B me         C buy         D some apples

E you         F remind         G to

Ⅲ　次の会話文を読んで各問に答えよ。（16点）

*Hiro, an international student studying in America, is talking with Jack.*

Jack : Hi, my name is Jack.　May I ask your name?

Hiro : My name is Hiro.　I am from Japan.

Jack : Nice to meet you, Hiro.　<u>What brought you to America?</u>
(ア)

Hiro : I came to America to study English.

Jack : Your English is very good!　How long have you been studying English?

Hiro : About 6 years.　I had an online English teacher in the Philippines.

Jack : Great!　I wish I could speak Japanese as well as you can speak English.　I want to learn Japanese.　Is it difficult to learn?

Hiro : I think it is difficult to read and write, but speaking is rather easy compared to European languages.

Jack : Oh, yeah?　What are you hoping to do in the future?

Hiro : I want to be an ambassador.

Jack : Ambassador?!　That's great!　Is there any particular country you want to work in?　Maybe a country in Europe?

Hiro : I would 　イ　 work in a small country in East Asia.　I want to introduce Japan to people living there.

Jack : That's wonderful, Hiro.　I think you will make a great ambassador.

Hiro : Thank you, Jack.　By the way, have you had 　ウ　 to visit Japan?

Jack : No, not yet.　But I 　エ　 want to go to Japan someday.　Where do you recommend I visit?

Hiro : Japan offers a variety of places to visit.　Do you want to go to a city like Tokyo or the countryside?

Jack : Mmm... I love the outdoors.　I enjoy swimming in the ocean and skiing.　But I don't think I can do both at the same time, right?

Hiro : Well, you may be able to.　If you go in March, you can ski in Hokkaido and swim in Okinawa.　You may also be able to see cherry blossoms in Honshu.

Jack : Wow, I didn't think that was 　オ　!　Thank you for helping me plan my trip.　I guess you are already a good ambassador, Hiro!

Hiro : Haha, thanks!

（注）　ambassador：大使

問1　| 25 |　下線部（ア）が指す内容として最も適切なものを，A～Dのうちから1つ選べ。

  **A**　Where did you go in America?

  **B**　How come you came to America?

  **C**　When did you come to America?

  **D**　Who did you come to America with?

問2　| 26 |　空所 | イ | を満たすのに最も適切なものを，A～Dのうちから1つ選べ。

  **A**　call　　　　　**B**　seem　　　　　**C**　rather　　　　　**D**　either

問3　| 27 |　空所 | ウ | を満たすのに最も適切なものを，A～Dのうちから1つ選べ。

  **A**　a country　　　　**B**　a space　　　　**C**　a place　　　　**D**　a chance

問4　| 28 |　空所 | エ | を満たすのに最も適切なものを，A～Dのうちから1つ選べ。

  **A**　definitely　　　　**B**　usually　　　　**C**　poorly　　　　**D**　mostly

問5　| 29 |　空所 | オ | を満たすのに最も適切なものを，A～Dのうちから1つ選べ。

  **A**　possible　　　　**B**　possibility　　　　**C**　possibly　　　　**D**　impossibly

問6　| 30 |　What does Hiro say about Japanese?

  **A**　Speaking Japanese is easy compared to learning English.

  **B**　Speaking Japanese is as difficult as reading and writing Japanese.

  **C**　Speaking Japanese will help Jack go to Japan.

  **D**　Speaking Japanese is not as difficult as speaking European languages.

問7　| 31 |　Why does Hiro want to work in a country in East Asia as an ambassador?

  **A**　He thinks that he can learn more about East Asian countries by becoming an ambassador.

  **B**　He thinks that a country like the Philippines would be a good place to learn English.

  **C**　He thinks that it is easier to become an ambassador in East Asia because he is a Japanese.

  **D**　He thinks that he can promote an understanding of Japan by becoming an ambassador.

問8　| 32 |　Why did Jack say that Hiro was already a good ambassador?

  **A**　Because Hiro had an English tutor in the Philippines.

  **B**　Because Hiro was able to come up with a good trip plan in Japan for Jack.

  **C**　Because Hiro has been to Hokkaido and Okinawa.

  **D**　Because Hiro's English was already good enough for him to become an ambassador.

Ⅳ　次の英文を読んで，各問に答えよ。(21点)

Which is more familiar to you, "centre" or "center"?　The latter may be more familiar to those who have learned American English.　[　ア　], both are correct English.　The former is common in Great Britain, Canada and Australia.　Why did this happen?　Noah Webster, a textbook author and lexicographer, wanted "Americanized" spelling and pronunciation of words, different from those in Great Britain.　In 1828, he published a two-volume dictionary which greatly helped to make the Americanized spelling common.

The fact of the matter was it was part of American nationalism.　After winning political [　イ　] from Great Britain in 1776, Americans became more conscious of developing their own identity as a new nation.　Nationalism rose in various fields.　In literature, Americans rejected such European criticism (ウ) as "Americans have no national literature."　The northeastern region produced world-famous American writers [　エ　] Edgar Allan Poe, a detective story writer and Ralph Waldo Emerson.　In addition to these writers, there were also inventors who greatly helped in advancing American industry.　Cyrus Hall McCormick, the inventor of the reaper, and Samuel F. S. Morse, the developer of the telegram code, are two such inventors.

In diplomacy, President James Monroe issued in 1823 the so-called "Monroe Doctrine," a warning to European nations not to interfere with America and the Western Hemisphere.　It was the American intention to be [　オ　].　This policy of isolationism embraced in the doctrine continued as the U.S. diplomatic policy until the end of the century.　While challenging European criticism and power, young America tried to be more independent of Europe, not only politically, but economically, culturally and diplomatically.

(注)　lexicographer：辞書編集者　　　reaper：刈り取り機　　　interfere：干渉する
　　　isolationism：孤立主義

Brajcich and Tanioka (2010) *Eye on American Culture* を参考に作成

問１　[　33　]　空所　[　ア　]　を満たすのに最も適切なものを，Ａ〜Ｄのうちから１つ選べ。
　A　In addition　　　B　However　　　C　Therefore　　　D　In other words

問２　[　34　]　空所　[　イ　]　を満たすのに最も適切なものを，Ａ〜Ｄのうちから１つ選べ。
　A　independence　　B　institution　　　C　improvement　　D　impact

問３　[　35　]　下線部（ウ）の意味に最も近いものを，Ａ〜Ｄのうちから１つ選べ。
　A　conscience　　　B　approval　　　　C　judgment　　　D　praise

問4　36　空所　エ　を満たすのに最も適切なものを，A〜Dのうちから1つ選べ。

    **A**　in order to　　　　**B**　such as　　　　**C**　for example　　　　**D**　so that

問5　37　空所　オ　を満たすのに最も適切なものを，A〜Dのうちから1つ選べ。

    **A**　less engaged in production and communication

    **B**　less independent of Europe

    **C**　more interested in the European nations

    **D**　more engaged in its own regional affairs

問6　38　本文の内容に合致するものを，A〜Dのうちから1つ選べ。

    **A**　Americans have no national literature.

    **B**　Americans and British people use different spellings of words.

    **C**　European nations are more independent than America.

    **D**　European people invented the reaper and the telegram.

Ⅴ 以下の**A～E**の英文は，本来は**Aの部分から始まる**一つのまとまった文章だが，設問のために**B～E**は順序がばらばらになっている。**B～E**を正しく並べかえたとき，設問 **39** ～ **43** に該当する記号を答えよ。なお，次に続くものがなく，それ自身が文章の最後になる場合には，**J**をマークせよ。(15点)

| **39** | **A**の次に続くもの |
|---|---|
| **40** | **B**の次に続くもの |
| **41** | **C**の次に続くもの |
| **42** | **D**の次に続くもの |
| **43** | **E**の次に続くもの |

**A** According to its website, Starbucks says, "Every day, we go to work hoping to do two things: share great coffee with our friends and help make the world a little better. It was true when the first Starbucks opened in 1971, and it's still true today."

**B** That first Japanese store opened in Tokyo, behind Matsuya Department Store, in 1996. It featured a bright, relaxed and clean atmosphere. Starbucks has always kept its family style atmosphere so that customers can relax while enjoying a cup of coffee.

**C** Today you can see many people enjoying that atmosphere and a cup of coffee while using their computers or chatting with friends at stores all over Tokyo. Starbucks is one of the most popular coffee shops in Japan today.

**D** That first store, which opened in 1971, was located in Pike Place Market, Seattle. It is still at this location today. It was from this store that Starbucks began to sell coffee beans. Brewing the actual coffee came later.

**E** After Starbucks began to brew the coffee, more varieties of coffee and pastries were added to the menu. Starbucks also began to expand its store locations. At first, the stores were only in America, but the company was eager to expand abroad, and especially into Japan.

Richard Carpenter & Koji Morinaga (2020)
*Enjoying American & British Culture Using Grammar Tips* を参考に作成

# 化　学

## 問題

（2科目　90分）

### 11月28日試験

3年度

　次の $\boxed{\text{I}}$ ～ $\boxed{\text{V}}$ の各設問の解答を，指示に従ってそれぞれの解答群（**A**，**B**，**C**，…）のうちから選んで解答用紙にマークせよ。

　必要があれば，定数および原子量は次の値を用いよ。標準状態は，0℃，$1.0 \times 10^5\,\text{Pa}$ とする。なお，問題文中の体積の単位記号Lは，リットルを表す。

　（定　数）気体定数　　　　$R = 8.3 \times 10^3\,\text{Pa·L/(K·mol)}$

　　　　　　ファラデー定数　$F = 9.65 \times 10^4\,\text{C/mol}$

　　　　　　アボガドロ定数　$N_A = 6.0 \times 10^{23}\,/\text{mol}$

　（原子量）H　1.0　　　He　4.0　　　C　12　　　N　14　　　O　16　　　F　19　　　Ne　20

　　　　　　Na　23　　　Mg　24　　　Al　27　　　S　32　　　Cl　35.5　　　K　39　　　Ar　40

　　　　　　Ca　40　　　Mn　55　　　Fe　56　　　Cu　64　　　Zn　65　　　Br　80　　　Ag　108

　　　　　　I　127　　　Ba　137　　　Pb　207

$\boxed{\text{I}}$　次の**問1**～**問5**に答えよ。（20点）

**問1**　$\boxed{\ 1\ }$　身のまわりの出来事と，それに関係する反応や変化の組合せとして**適切でないもの**を，次の**A**～**E**のうちから**1つ**選べ。

|  | 身のまわりの出来事 | 反応や変化 |
|---|---|---|
| **A** | コーヒー豆から味や香りの成分が湯に溶け出した。 | 蒸留 |
| **B** | 夜空に打ち上げられた花火が，色とりどりの光を放った。 | 炎色反応 |
| **C** | 冷蔵庫に活性炭を入れると臭いが消えた。 | 吸着 |
| **D** | 十円玉が緑色にさびた。 | 酸化・還元 |
| **E** | 汗をかいた後，急に体が冷えた。 | 蒸発 |

**問2**　$\boxed{\ 2\ }$　金属に関する次の記述**A**～**E**のうちから，**誤りを含むもの**を**1つ**選べ。

**A**　アルミニウムはリサイクルによって再生すると，鉱石から製錬するときよりも非常に少ないエネルギーですむ。

**B**　銑鉄は硬くてもろいが，酸素を吹き込み炭素の割合を減らすと，硬くて粘り強い鋼になる。

**C**　銅は電気や熱をよく伝えるため，電線や調理器具などに使われる。

**D**　歴史上，材料として広く利用された金属は，古い順に，銅，アルミニウム，鉄である。

**E**　自然界では，ほとんどの金属が酸素や硫黄などと結びついた化合物として存在する。

問3　　3　　2つの物質が単体と化合物からなる組合せとして適切なものを，次の**A**～**E**のうちから
1つ選べ。

- **A** 水，水酸化ナトリウム
- **B** 二酸化炭素，食塩
- **C** 水銀，ゴム状硫黄
- **D** カーボンナノチューブ，水蒸気
- **E** 黄リン，赤リン

問4　　4　　配位結合に関する次の記述**A**～**E**のうちから，**誤りを含むもの**を1つ選べ。

- **A** 分子または陰イオンがもつ共有電子対を，他の原子と共有することでできる共有結合を，配位結合という。
- **B** オキソニウムイオンでは，3つのO-H結合のうちの1つは配位結合でできている。
- **C** アンモニウムイオンでは，4つのN-H結合のうちの1つは配位結合でできているが，他の3つのN-H結合と性質がすべて同等であり，区別することはできない。
- **D** ジアンミン銀（Ⅰ）イオン$[Ag(NH_3)_2]^+$は，2つのアンモニア分子が銀イオンに配位結合してできた錯イオンである。
- **E** ヘキサシアニド鉄（Ⅱ）酸イオン$[Fe(CN)_6]^{4-}$は，鉄（Ⅱ）イオンにシアン化物イオン6個が配位結合してできた錯イオンである。

**問5**　| 5 |　次の**ア，イ**のグラフの縦軸が表しているものの組合せとして適切なものを，下の**A～F**のうちから**1つ**選べ。

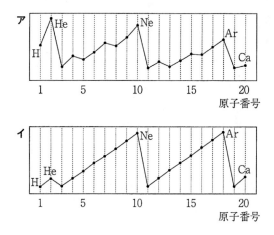

|   | **ア**の縦軸 | **イ**の縦軸 |
|---|---|---|
| **A** | 価電子数 | 最外殻電子数 |
| **B** | 価電子数 | イオン化エネルギー |
| **C** | イオン化エネルギー | 価電子数 |
| **D** | イオン化エネルギー | 最外殻電子数 |
| **E** | 最外殻電子数 | 価電子数 |
| **F** | 最外殻電子数 | イオン化エネルギー |

Ⅱ 次の問1〜問5に答えよ。（20点）

問1 ⬚6 次の記述ア〜キを組み合わせた下のA〜Eのうちから，**どちらも化学変化でないもの**を1つ選べ。

 ア 水を電気分解すると，水素と酸素が生じた。

 イ 氷が融解して，水になった。

 ウ 水素が燃焼して，水が生じた。

 エ 水に砂糖を溶かした。

 オ 石灰水に二酸化炭素を通じると白く濁った。

 カ 水にカルシウムを加えると，気体が生じた。

 キ 鉄釘を湿った空気中で放置すると，釘がさびた。

 A ア，イ  B イ，エ  C ウ，オ  D エ，カ  E カ，キ

問2 ⬚7 8.0%水酸化ナトリウム水溶液（密度 1.1 g/cm³）と20%水酸化ナトリウム水溶液（密度 1.2 g/cm³）がある。それぞれ同じ体積を混合した際の水溶液のモル濃度[mol/L]として適切なものを，次の数値A〜Fのうちから1つ選べ。ただし，混合する前後で溶液の体積の総量に変化はないものとする。

 A 0.41  B 0.82  C 1.6  D 4.1  E 8.2  F 16

問3 ⬚8 酸や塩基に関する次の記述A〜Eのうちから，**誤りを含むもの**を1つ選べ。

 A 酸や塩基の強弱は，それらの価数の大小とは無関係である。

 B 電離度は，溶けている酸（塩基）の物質量に対する電離している酸（塩基）の物質量の割合で表される。

 C 中和反応における量的関係は，酸や塩基の電離度には無関係である。

 D 0.1 mol/L の酢酸（電離度 0.01）の水溶液の pH は 3 である。

 E pH が 6 の塩酸を水で 100 倍に希釈すると，pH は 8 になる。

問4　　9　　酢酸水溶液の濃度を知るために，10 mL をとって 0.10 mol/L の水酸化ナトリウム水溶液で中和したい。コニカルビーカーに，酢酸水溶液を正確に 10 mL を計りとって入れるための器具として適切なものを，次の**A**～**E**のうちから**1つ**選べ。

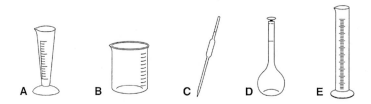

問5　　10　　硫酸酸性にした過酸化水素水に，0.50 mol/L の過マンガン酸カリウム水溶液を 40 mL 加えた。それぞれの水溶液中でのはたらきを示す反応式は，次の通りである。過マンガン酸カリウムがすべて反応したとすると，発生する酸素の体積は標準状態で何 L か。下の数値**A**～**F**のうちから，適切なものを**1つ**選べ。ただし，発生した気体は水溶液に溶けないものとする。

$$H_2O_2 \longrightarrow O_2 + 2H^+ + 2e^-$$

$$MnO_4^- + 8H^+ + 5e^- \longrightarrow Mn^{2+} + 4H_2O$$

**A**　0.18　　　**B**　0.45　　　**C**　1.1　　　**D**　1.8　　　**E**　4.5　　　**F**　11

Ⅲ　次の問1～問5に答えよ。（20点）

問1　11　元素の周期表に関する次の記述A～Eのうちから，適切なものを1つ選べ。

A　典型元素の価電子の数は，周期表の族番号と一致する。

B　遷移元素は，周期表の第3周期で初めて現れる。

C　遷移元素は，すべて金属元素である。

D　1族の元素の単体は，すべて単原子分子である。

E　14族の元素は，すべて非金属元素である。

問2　12　次の記述における気体ア～エの化学式の組合せとして適切なものを，下のA～Eのうちから1つ選べ。

・気体アとウを混合すると，白煙が生じる。

・気体イの同素体は，大気上層で紫外線を吸収する。

・気体ウとエは，水に溶けると酸性を示す。

・気体エは腐卵臭があり，強い還元剤としてはたらく。

| | ア | イ | ウ | エ |
|---|---|---|---|---|
| A | $H_2S$ | $O_2$ | $HCl$ | $NH_3$ |
| B | $NH_3$ | $O_2$ | $HCl$ | $H_2S$ |
| C | $NH_3$ | $N_2$ | $HCl$ | $H_2S$ |
| D | $HCl$ | $O_2$ | $NH_3$ | $H_2S$ |
| E | $H_2S$ | $N_2$ | $HCl$ | $NH_3$ |

問3　13　次の図は，アンモニアソーダ法によって炭酸ナトリウムと塩化カルシウムを製造する工程を示しており，図中の**ア〜ウ**は工程に関わる化合物である。この図に関する下の記述**A〜E**のうちから，**誤りを含むもの**を１つ選べ。ただし，反応はすべて完全に進み，発生する化合物**ア**と二酸化炭素はすべて回収され，再利用されるものとする。

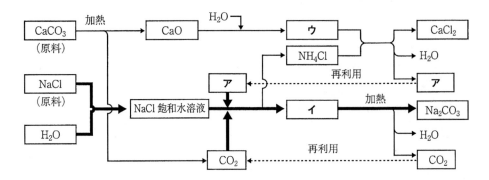

A　化合物**ア**は，水によく溶けて塩基性を示す。

B　化合物**イ**は，強酸を加えると分解して二酸化炭素を発生する。

C　化合物**ウ**は，水に少し溶けて強い塩基性を示す。

D　図の製造工程において，化合物**ア**と $CO_2$ の物質量の合計は変化しない。

E　図の製造工程において，原料として必要な $CaCO_3$ と $NaCl$ の物質量は等しい。

問4　14　酸素に関する次の記述**A〜E**のうちから，適切なものを１つ選べ。

A　単体は，酸化マンガン（Ⅳ）に濃塩酸を加え，加熱すると得られる。

B　酸素とオゾンは，標準状態での密度[g/L]の値が同じである。

C　塩基性酸化物は，水と反応して酸を生じる。

D　$Na_2O$ や $MgO$ のように，酸とも塩基とも反応して塩を生じるものを両性酸化物という。

E　同一元素のオキソ酸では，中心の原子の酸化数が大きいものほど酸性が強くなる。

問5　　15　　次の表の化合物の水溶液と，その特徴的な化学反応の組合せとして**適切でないもの**を，
A～Eのうちから**1つ**選べ。

|   | 化合物の水溶液 | 特徴的な化学反応 |
|---|---|---|
| A | 硫酸銅（Ⅱ）水溶液 | 過剰のアンモニア水を加えると，深青色の溶液になる。 |
| B | 硫酸アルミニウム水溶液 | アンモニア水を加えると，白色沈殿が生じる。アンモニア水を過剰に加えても沈殿は溶けないが，水酸化ナトリウム水溶液を過剰に加えると沈殿は溶ける。 |
| C | 塩化鉄（Ⅱ）水溶液 | チオシアン酸カリウム水溶液を加えると，血赤色の溶液になる。 |
| D | 硫酸亜鉛水溶液 | アンモニア水を加えると，はじめ白色沈殿が生じるが，さらに加えると沈殿は溶ける。 |
| E | 硝酸銀水溶液 | 塩化ナトリウム水溶液を加えると，白色沈殿が生じる。 |

Ⅳ　次の**問1**〜**問5**に答えよ。（20点）

**問1**　｜　16　｜　次の図は，原子Xの陽イオン（◎）と原子Yの陰イオン（○）からできたイオン結晶の単位格子を示している。この化合物の組成式として適切なものを，下の**A**〜**G**のうちから**1つ**選べ。

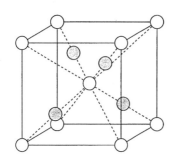

Xの陽イオン(◎)，Yの陰イオン(○)

**A**　$X_3Y$　　　**B**　$X_9Y_4$　　　**C**　$X_2Y$　　　**D**　$XY$

**E**　$XY_2$　　　**F**　$X_4Y_9$　　　**G**　$XY_3$

**問2**　｜　17　｜　次の図は，水の状態図である。図中に示された**ア**〜**オ**を説明する下の記述**A**〜**E**のうちから，**誤りを含むもの**を**1つ**選べ。

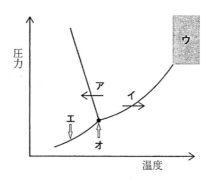

**A**　矢印**ア**は，液体から固体への状態変化を示す。

**B**　矢印**イ**は，液体から気体への状態変化を示す。

**C**　**ウ**の部分は，液体と気体の中間的な性質をもつ超臨界流体とよばれる状態を示す。

**D**　**エ**の指す曲線は，蒸気圧曲線を示す。

**E**　**オ**の指す点は，三重点とよばれ，気体，液体，固体の三つの状態が安定して共存する。

問3　18　次の図のように容積 3.0 L の容器**ア**には 3.0×10⁵ Pa の窒素が，容積 2.0 L の容器**イ**には 6.0×10⁵ Pa の水素が入っている。これら容器をつなぐコックを開き，2 つの気体を混合させたときの全圧[Pa]として適切なものを，下の数値 **A**～**E** のうちから**1つ**選べ。ただし温度は一定で，気体間で反応は起こらないものとする。

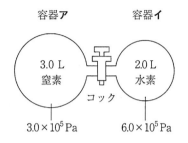

容器**ア**　　　容器**イ**

3.0 L 窒素　　2.0 L 水素

コック

3.0×10⁵ Pa　　6.0×10⁵ Pa

**A** 1.8×10⁵　　**B** 4.2×10⁵　　**C** 9.0×10⁵　　**D** 2.0×10⁶　　**E** 4.5×10⁶

問4　19　コロイドに関する次の記述 **A**～**E** のうちから，適切なものを**1つ**選べ。

**A** セッケン水は，セッケンが多数集まった集合体が水中に分散しており，このようなコロイドを分子コロイドという。

**B** コロイド溶液に横から光束をあてると，光の通路が輝いて見える。この現象をブラウン現象という。

**C** コロイド溶液をセロハンの袋に入れて透析を行うと，コロイド粒子は袋の外に移動し，小さな粒子は袋の中に残る。

**D** 親水コロイドに多量の電解質を加えていくと，水和している水分子が引き離され，さらに電荷が中和され，コロイド粒子が集まり沈殿する。

**E** 親水コロイドに一定量以上の疎水コロイドを加えると，疎水コロイドが親水コロイドを取り囲み，少量の電解質では凝析が起こらなくなる。

問5 　20 　次の図は，素焼きの筒で仕切られた容器を用いたダニエル電池を示している。これに関する下の記述 A〜E のうちから，適切なものを1つ選べ。

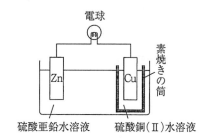

A　素焼きの筒は，正極側と負極側を電気的に遮断するために用いる。

B　正極側には亜鉛板，負極側には銅板を用いる。

C　亜鉛板および銅板が活物質としてはたらく。

D　硫酸亜鉛水溶液中の亜鉛イオンが，電子を受け取り亜鉛が析出する。

E　硫酸銅(Ⅱ)水溶液の濃度を高くすると，放電時間が長くなる。

Ⅴ　次の**問1**～**問5**に答えよ。(20点)

**問1**　[21]　有機化合物に関する次の記述**A**～**E**のうちから，**誤りを含むもの**を**1つ**選べ。

A　可燃性の化合物が多く，完全燃焼すると必ず二酸化炭素を生成する。

B　水に溶けにくく，アルコール，エーテルなどの有機溶媒に溶けやすいものが多い。

C　構成元素の種類は少ないが，化合物の種類が多い。

D　多くは共有結合からなり，一般に反応速度は大きい。

E　炭素骨格は多様であり，異性体をもつものが多い。

**問2**　[22]　官能基に関する次の記述**A**～**E**のうちから，**誤りを含むもの**を**1つ**選べ。

A　ビニル基の炭素原子にヒドロキシ基が直接結合した物質は，不安定である。

B　カルボキシ基をもつ安息香酸は，トルエンを酸化すると得られる。

C　ギ酸は，ホルミル基(アルデヒド基)とカルボキシ基を有する。

D　アミノ基は，ニトロ基を還元すると得られる。

E　第二級アルコールのヒドロキシ基を酸化すると，ホルミル基になる。

**問3**　[23]　有機化合物を合成する次の化学反応**A**～**E**において，化学反応の種類が下の**ア**～**エ**のいずれとも異なるものを**1つ**選べ。

A　エチレンから，エタンを得る。

B　メタノールから，ホルムアルデヒドを得る。

C　メタンから，クロロメタンやジクロロメタンを得る。

D　酢酸とエタノールから，酢酸エチルを得る。

E　フタル酸から，無水フタル酸を得る。

ア　エタノールに，濃硫酸を加えて160～170℃で加熱する。

イ　酢酸に，十酸化四リンを加えて加熱する。

ウ　2-プロパノールに，硫酸酸性の二クロム酸カリウム水溶液を加えて加熱する。

エ　エタノールに，ナトリウムを加える。

問4　　24　　次の反応経路図中の**ア～ウ**に当てはまる化合物の組合せとして適切なものを，下の**A～H**のうちから**1つ**選べ。

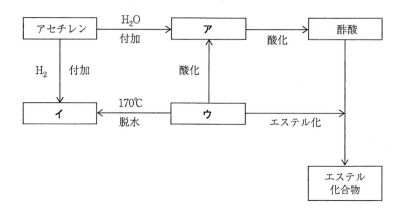

|   | ア | イ | ウ |
|---|---|---|---|
| A | アセトン | エタン | メタノール |
| B | アセトン | エタン | エタノール |
| C | アセトン | エチレン | メタノール |
| D | アセトン | エチレン | エタノール |
| E | アセトアルデヒド | エタン | メタノール |
| F | アセトアルデヒド | エタン | エタノール |
| G | アセトアルデヒド | エチレン | メタノール |
| H | アセトアルデヒド | エチレン | エタノール |

問5　　25　　ベンゼンおよびシクロヘキサンに関する次の記述**A～E**のうちから，シクロヘキサンにのみ当てはまるものを**1つ**選べ。

A　塩素との混合気体に光を照射すると，置換反応が起きる。

B　分子内の炭素原子は，すべて同一平面上にある。

C　無色の液体で，水にほとんど溶けない。

D　炭素原子間の結合距離は，すべて等しい。

E　置換反応よりも付加反応を起こしやすい。

# 英　語

---

推　薦

## I

〔解答〕

問1　1　C　　　2　D　　　3　A　　　4　A
問2　5　D　　　6　A　　　7　A　　　8　D

〔出題者が求めたポイント〕

問1

1　dec<u>ei</u>ve[i:] / rec<u>ei</u>ve[i:] / n<u>ei</u>ghbor[ei] / perc<u>ei</u>ve[i:]

2　all<u>ow</u>[au] / dr<u>ow</u>n[au] / <u>ow</u>l[au] / b<u>ow</u>l[ou]

3　th<u>ou</u>gh[ð] / brea<u>th</u>[θ] / <u>th</u>orough[θ] / <u>th</u>eater[θ]

4　c<u>a</u>nal[ə] / bl<u>a</u>ck[æ] / C<u>a</u>nada[æ] / p<u>a</u>d[æ]

問2

5　be-twéen / be-hínd / oc-cúr / cóm-ment

6　mís-chief / su-pérb / de-clíne / pro-póse

7　ín-ter-val / his-tór-ic / fa-míl-iar / so-lú-tion

8　éx-cel-lent / fá-vor-ite / cál-en-dar / con-síst-ent

## II

〔解答〕

問1　9　C　　　10　C　　　11　D　　　12　A
　　　13　B　　　14　B　　　15　C　　　16　B
問2　17　G　　　18　E　　　19　G　　　20　D
　　　21　F　　　22　E　　　23　F　　　24　G

〔出題者が求めたポイント〕

問1

［9］　run out of「～を使い果たす」。take care of「～の世話をする」。make up for「～を取り戻す」。

［10］　be brought up「育てられる」。

［11］　supply A with B「A に B を供給する」。

［12］　save 人 a lot of trouble「（主語のおかげで）かなり（人の）手間が省ける」。

［13］　2 人の人（2 つのモノ）の一方は one、他方は the other となる。

［14］　「人の数」は、the number of people となる。a number of people は「たくさんの人」。

［15］　try on「～を試着する」。ここでは目的語が代名詞なので、try it on となる。

［16］　gather「集まる」。他の選択肢は他動詞。

問2

〔問題文訳〕

問1

［9］　私は、昨日無駄にした時間を取り戻すべく懸命に働かねばならない。

［10］　彼は幼い頃に両親を亡くしたので祖父母に育てられた。

［11］　私たちの町にガスを供給している大きなパイプラインが見えますか。

［12］　もしあなたがこの件について彼に電話をしていたなら、かなり私の手間が省けたのに。

［13］　私たちは昨日 2 人の客を迎えた。一人はアメリカ人で、もう一人は日本人だった。

［14］　この町の人口は隣町の人口の 3 倍だ。

［15］　このコートが気に入りました。試着してもいいですか。試着室はどこですか。

［16］　今年のクリスマスには、家族の子供が全員集まります。

〔正解の英文〕

問2

⑴　I am afraid it (will cost <u>a lot</u> to <u>have</u> it repaired).

⑵　So, you should (take an umbrella with <u>you</u> in <u>case</u> it rains).

⑶　～ , (if it <u>had</u> not <u>been</u> for your advice).

⑷　(Will you <u>remind</u> me <u>to</u> buy some apples) ～ .

## III

〔解答〕

問1　B　　　問2　C　　　問3　D　　　問4　A
問5　A　　　問6　D　　　問7　D　　　問8　B

〔出題者が求めたポイント〕

問1　選択肢訳

A　アメリカのどこに行ったのですか。

B　どうしてアメリカに来たのですか。

C　いつアメリカに来たのですか。

D　あなたは誰とアメリカに来たのですか。

問2　would rather「むしろ～したい」。

問3　have a chance to「～する機会を持つ」。

問4　definitely「きっと」。usually「通常」。poorly「貧しく」。mostly「大部分」。

問5　第 2 文型の補語なので、形容詞が入る。

問6　「ヒロは日本語について何と言っているか」

A　日本語を話すことは英語を学ぶことに比べてやさしい。

B　日本語を話すことは日本語を読み書きするのと同じくらい難しい。

C　日本語を話すことはジャックが日本に行くのに役立つだろう。

D　日本語を話すことはヨーロッパの言語を話すことほど難しくない。

問7　「ヒロはなぜ、大使として東アジアの国で働きたいのですか」

A　彼は、大使になることで東アジア諸国についてもっと学ぶことができると考えている。

B　彼は、フィリピンのような国が英語を学ぶのに良い場所だろうと考えている。

C　彼は、日本人なので東アジアの大使になる方がよ

り容易だと考えている。

　　D　彼は、大使になることで日本への理解を深められ
　　　　ると考えている。

問8　「ジャックはなぜヒロがすでに立派な大使だと言
　　　ったのですか」

　　A　ヒロがフィリピンで英語の家庭教師をしていたか
　　　　ら。

　　B　ヒロがジャックのために日本での良い旅行プラン
　　　　を考えたから。

　　C　ヒロが北海道と沖縄に行ったことがあるから。

　　D　ヒロの英語が大使になるのにすでに十分だったか
　　　　ら。

〔全訳〕

*アメリカに留学しているヒロがジャックと話している。*

ジャック：こんにちは、私の名前はジャック。名前を聞
　　　　　いてもいい？

ヒロ：　　ヒロです。日本から来たよ。

ジャック：はじめまして、ヒロ。なぜアメリカに来たの？

ヒロ：　　アメリカへは英語を勉強するために来たんだ。

ジャック：英語が上手だね！　英語はどのくらい勉強し
　　　　　ているの？

ヒロ：　　6年くらい。フィリピンのオンラインの先生
　　　　　にも習ったんだ。

ジャック：素晴らしい！　君の英語くらいボクも日本語
　　　　　が話せたらいいのになぁ。日本語を学びた
　　　　　い。日本語を学ぶのは難しい？

ヒロ：　　読み書きは難しいと思うけど、話すのはヨー
　　　　　ロッパの言語に比べると簡単だよ。

ジャック：そうなの？　君は将来何をしたいと思ってい
　　　　　るの？

ヒロ：　　大使になりたいんだ。

ジャック：大使？　それはすごいね！　どこか特定の国
　　　　　で働きたいの？　ヨーロッパの国？

ヒロ：　　むしろ東アジアの小さな国で働きたいね。そ
　　　　　こに住んでいる人たちに日本を紹介したいん
　　　　　だ。

ジャック：すばらしいね、ヒロ。君は立派な大使になる
　　　　　と思うよ。

ヒロ：　　ありがとう、ジャック。ところで、これまで
　　　　　日本に来る機会はあったの？

ジャック：いや、まだだよ。でも、いつかきっと行きた
　　　　　いんだ。どこを訪れるのがおすすめなの？

ヒロ：　　日本にはいろんな観光地があるよ。君が行き
　　　　　たいのは東京のような都会？それとも田舎？

ジャック：うーん ... アウトドアが大好きなんだ。海で
　　　　　泳ぐのもスキーも好きだよ。でも、両方同時
　　　　　にはできないよね？

ヒロ：　　そうね、できるかもしれないよ。3月に来れ
　　　　　ば、北海道でスキーをして、沖縄で泳ぐこと
　　　　　ができる。本州で桜も見れるかもしれない。

ジャック：ワオ！　そんなことできるとは思わなかっ
　　　　　た！　旅行の計画を手伝ってくれてありがと

う。君はもう立派な大使だね、ヒロ！

ヒロ：　　ハハ、ありがとう！

# Ⅳ

〔解答〕

問1　B　　　問2　A　　　問3　C
問4　B　　　問5　D　　　問6　B

〔出題者が求めたポイント〕

問1　In addition「加えて」。However「しかし」。
　　Therefore「それゆえ」。In other words「言い換える
　　と」。

問2　independence「独立」。institution「制度」。
　　improvement「改良」。impact「影響」。

問3　criticism「批判」。conscience「良心」。approval
　　「承認」。judgment「判断」。praise「称賛」。

問4　in order to「〜するために」。such as「〜のよう
　　な」。for example「例えば」。so that「〜するために」。

問5　選択肢訳

　　A　生産とコミュニケーションにあまり従事していない

　　B　ヨーロッパからあまり独立していない

　　C　ヨーロッパ諸国への関心が高まる

　　D　自らの地域問題により深く関与する

問6　選択肢訳

　　A　アメリカ人は国民文学を持っていない。

　　B　アメリカ人とイギリス人は言葉の綴りが違う。

　　C　ヨーロッパ諸国はアメリカよりも自立している。

　　D　ヨーロッパ人は刈り取り機と電報を発明した

〔全訳〕

　「centre」と「center」のどちら（の綴り）があなたに
はなじみがありますか。アメリカ英語を学んだ人には、
後者の方がなじみがあるかも知れません。［ア］しかし、
どちらも正しい英語なのです。前者は英国、カナダ、オー
ストラリアで一般的です。なぜこんなことになったの
でしょうか。教科書執筆者で辞書編集者のノア・ウエブ
スターは、英国のそれとは異なる「アメリカ化」された
単語のスペルと発音を欲しました。1828 年に彼は、ア
メリカ化された綴りを一般化するのに大いに役立った、
二冊の辞書を出版したのでした。

　実際のところ、それはアメリカのナショナリズムの一
部だったのです。1776 年にイギリスから政治的［イ］独
立を勝ち取った後、アメリカ人は新しい国として、独自
のアイデンティティを持つことを意識するようになって
いました。さまざまな分野でナショナリズムが台頭した
のです。文学の分野では、「アメリカ人は国民文学を持
たない」という欧州からの批判を、アメリカ人は拒否し
ました。北東部で、エドガー・アラン・ポー［エ］のよ
うな探偵小説作家や、ラルフ・ワルド・エマーソンなど、
世界的に有名なアメリカ作家が生まれました。これらの
作家に加えて、アメリカ産業の発展に大きく貢献した発
明家もいたのです。刈り取り機の発明者であるサイラ
ス・ホール・マコーミックや電信暗号の開発者であるサ
ミュエル・F・S・モースは、そうした発明家の二例です。

　外交面では、ジェームズ・モンロー大統領が1823年に、いわゆる「モンロー主義」を発表し、ヨーロッパ諸国にアメリカと西半球には干渉しないようにとの警告を発しました。それは、[オ]自らの地域問題により深く関与するというアメリカの意図でした。このドクトリンに盛り込まれた孤立主義は、米国の外交政策として世紀末まで続きました。ヨーロッパの批判と権力に対抗しながら、若いアメリカは、政治的にだけではなく、経済的、文化的、外交的にもヨーロッパからより独立しようとしたのです。

**Ⅴ**
〔解答〕
39　D　　40　C　　41　J　　42　E　　43　B
〔出題者が求めたポイント〕
各段落の冒頭と指示語に注目して、A→D→E→B→Cの順を見つける。
〔全訳〕
A　スターバックスのウェブサイトによれば、同社は、「毎日、私たちは2つのことをしたいと思って仕事に行きます。素晴らしいコーヒーを友達とシェアすることと、世界を少し良くすることです。1971年にスターバックスが開店したときに真実で、今日でも真実です」と語る。
D　1971年にオープンした最初の店舗は、シアトルのパイクプレイスマーケットにあった。今でもこの場所にある。スターバックスは、この店からコーヒー豆を売り始めたのだ。本物のコーヒーを淹れるのは後になってからだった。
E　スターバックスがコーヒーを淹れ始めた後、より多くの種類のコーヒーと菓子パンがメニューに加えられた。スターバックスはまた、店舗を拡大し始めた。当初、店舗はアメリカにしかなかったが、同社は海外、特に日本への進出に意欲的だった。
B　1996年、東京の松屋百貨店の裏にオープンした日本初の店舗は、明るく落ち着いた清潔な雰囲気が特徴だった。スターバックスは、お客さんがコーヒーを楽しみながらリラックスできるよう、常に家庭的な雰囲気を保ってきた。
C　今では、東京中のお店でパソコンを使ったり、友達とおしゃべりしたりしながら、多くの人がその雰囲気とコーヒーを楽しんでいるのを見ることができる。スターバックスは今、日本で最も人気のあるコーヒーショップの一つなのだ。

# 化　学

# 解答

3年度

## Ⅰ

〔解答〕

| 問1 | 1 | A |
| 問2 | 2 | D |
| 問3 | 3 | D |
| 問4 | 4 | A |
| 問5 | 5 | D |

〔出題者が求めたポイント〕

身のまわりの化学，身のまわりの金属，化合物と単体，配位結合，イオン化エネルギー，最外殻電子，価電子

〔解答のプロセス〕

問1 A（誤）　溶媒への溶けやすさは物質によって異なるため，混合物に特定の溶媒を加えて，目的物質だけを溶かし出して分離する操作を抽出という。

C（正）　活性炭には細かい孔が開いており，炭の表面積が大きくなっている。そのため，多くの臭いの分子を吸着できるので，臭いが消える。

D（正）　10円玉の成分（銅）が水分や塩分などに触れて，酸化することで，緑青と呼ばれるサビが生成する。

E（正）　汗が蒸発する時の気化熱により，体内の熱が奪われるため，体温が下がる。

問2 A（正）　アルミニウムは電気の缶詰といわれるほど，製造するときに多くの電気エネルギーを必要とする。

D（誤）　製錬の条件が難しい金属ほど利用が遅れた。そのため，アルミニウムの利用はほかの金属より遅く，電気分解の技術が発達してから，取り出せるようになった。古い順に並べると銅 ⟶ 鉄 ⟶ アルミニウムである。

E（正）　金属のほとんどが酸化物や硫黄との化合物として存在している。

問3　何種類かの物質が混ざっている物質を混合物といい，ほかの物質が混ざっていない物質を純物質という。純物質のうち，1種類の元素から構成されている物質を単体，2種類以上の元素からできている物質を化合物という。

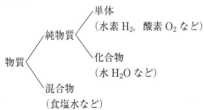

A，Bはともに化合物，C，Eはともに単体である。なお，カーボンナノチューブはCの同素体である。

問4 A（誤）　分子や陰イオンを構成している原子が，ほかの陽イオンに非共有電子対を提供してつくる共有結合を特に配位結合という。

B，C（正）　配位結合は，共有結合と比べて，そのでき方が異なるだけで，できた結合は共有結合と同じで区別ができなくなる。

D，E（正）　金属イオンを中心として，非共有電子対をもつ分子や陰イオンが配位結合したイオンを錯イオンという。

問5　原子から最外殻電子1個を取り去って，1価の陽イオンにするのに必要なエネルギーをイオン化エネルギーという。つまり，同一周期の場合，陽イオンになりにくい希ガス（貴ガス）で最大の値をとるのでアのグラフはイオン化エネルギーになる。価電子の数や最外殻電子の数は典型元素の場合，周期毎に繰り返すグラフになる。イはHeで2の値を取とり，ほかの希ガス（貴ガス）で8の値をとっているので最外殻電子の数のグラフである。

## Ⅱ

〔解答〕

| 問1 | 6 | B |
| 問2 | 7 | D |
| 問3 | 8 | E |
| 問4 | 9 | C |
| 問5 | 10 | C |

〔出題者が求めたポイント〕

化学変化，質量パーセント濃度とモル濃度の変換，酸・塩基の性質，中和滴定の実験器具，酸化還元滴定，化学反応式と量的関係

〔解答のプロセス〕

問1　化学変化（化学反応）とは，物質の種類が変わる変化のことで，物理変化とは，物質そのものは変化せず，物質の状態だけが変わる変化のことである。ア，ウ，オ，カ，キが化学変化で，イ，エが物理変化である。

問2　それぞれ溶液1Lで考える。

【8.0% の NaOH 水溶液】

水溶液の体積は1Lなので，この質量は，

$$1 \times 1000 \times 1.1 = 1100 \, g$$

質量パーセント濃度が8.0%なので，この水溶液中の溶質の質量は，

$$1100 \times \frac{8.0}{100} = 88 \, g$$

88gのNaOHの物質量は，$\frac{88}{40} = 2.2 \, mol$

【20% の NaOH 水溶液】

水溶液の体積は1Lなので，この質量は，

$$1 \times 1000 \times 1.2 = 1200 \, g$$

質量パーセント濃度が20%なので，この水溶液中の溶質の質量は，

$$1200 \times \frac{20}{100} = 240 \, g$$

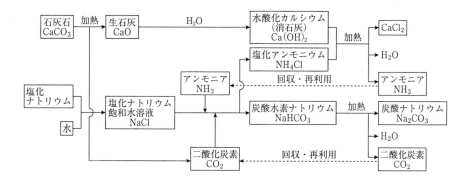

240 g の NaOH の物質量は，$\dfrac{240}{40}=6.0\,\mathrm{mol}$

これら2つの水溶液を混合すると，溶質の物質量は 8.2 mol で，水溶液の体積は2L になるので，求めるモル濃度は，$\dfrac{8.2}{2}=4.1\,\mathrm{mol/L}$

問3 A（正）　価数では決まらない。水溶液中でほぼ完全に電離している酸や塩基を強酸，強塩基といい，水溶液中で一部しか電離していない酸や塩基を弱酸，弱塩基という。

　　C（正）　中和滴定では，$H^+$ や $OH^-$ がどんどん消費されるので，弱酸や弱塩基であっても，ルシャトリエの原理より電離する方向に反応が進む。よって，電離度は関係ない。

　　D（正）　$[H^+]=$ 価数×モル濃度×電離度
　　　　　　　$=1\times0.1\times0.01=10^{-3}\,\mathrm{mol/L}$
　　　　よって，$pH=-\log_{10}[H^+]=3$

　　E（誤）　酸をいくら水で希釈しても pH が7より大きくなることはなく，塩基をいくら水で希釈しても pH が7より小さくなることはない。いずれも，pH＝7 に近づくだけである。

問4　一定体積の少量の溶液を量り取る器具であるホールピペットを選ぶ。

問5　$MnO_4^-$ の物質量は，
$$0.50\times\dfrac{40}{1000}=2.0\times10^{-2}\,\mathrm{mol}$$

1 mol の $MnO_4^-$ が受け取る $e^-$ の物質量は化学反応式の係数より5 mol なので，この反応では，
$2.0\times10^{-2}\times5=10\times10^{-2}\,\mathrm{mol}$ の $e^-$ を受け取る。
$H_2O_2$ が放出する $e^-$ の物質量も $10\times10^{-2}\,\mathrm{mol}$ となるので，発生する $O_2$ の物質量は，
$$10\times10^{-2}\times\dfrac{1}{2}=5.0\times10^{-2}\,\mathrm{mol}$$
よって，標準状態での $O_2$ の体積は，
$$5.0\times10^{-2}\times22.4=1.12\,\mathrm{L}$$

# Ⅲ
〔解答〕

| 問1 | 11 | C |
| --- | --- | --- |
| 問2 | 12 | B |
| 問3 | 13 | E |
| 問4 | 14 | E |
| 問5 | 15 | C |

〔出題者が求めたポイント〕
周期表，気体の性質，アンモニアソーダ法，酸素の性質，酸化物の性質とオキソ酸，金属イオンの沈殿

〔解答のプロセス〕
問1 A（誤）　18族の希ガス（貴ガス）は0である。これ以外の典型元素の価電子の数は族番号の一の位と一致する。
　　B（誤）　第3周期→第4周期
　　D（誤）　$H_2$ は二原子分子である。
　　E（誤）　第4周期以降金属元素があらわれる。

問2　気体アとウについて
次の反応で $NH_4Cl$ の白煙が生じる。HCl や $NH_3$ の検出反応である。
$$HCl+NH_3\longrightarrow NH_4Cl$$
気体イについて
オゾン層は，太陽からの有害な紫外線の大部分を吸収して，地上の生物を保護している。よって，$O_3$ の同素体である $O_2$ が気体イである。
気体エについて
腐卵臭の気体は $H_2S$ である。また，$H_2S$ は還元剤としてはたらき S へ酸化される。

問3　アンモニアソーダ法の工程をページ上の図に示す。化合物アは $NH_3$，化合物イは $NaHCO_3$，化合物ウは $Ca(OH)_2$ である。
　　B（正）　$NaHCO_3+HCl\longrightarrow NaCl+H_2O+CO_2$
　　D（正），E（誤）　アンモニアソーダ法のすべての化学反応式をまとめる。
$$NaCl+H_2O+NH_3+CO_2\longrightarrow NaHCO_3+NH_4Cl \qquad \cdots(1)$$
$$2NaHCO_3\longrightarrow Na_2CO_3+H_2O+CO_2 \qquad \cdots(2)$$
$$CaCO_3\longrightarrow CaO+CO_2 \qquad \cdots(3)$$
$$CaO+H_2O\longrightarrow Ca(OH)_2 \qquad \cdots(4)$$
$$Ca(OH)_2+2NH_4Cl\longrightarrow CaCl_2+2NH_3+2H_2O \qquad \cdots(5)$$
$(1)\times2+(2)+(3)+(4)+(5)$ より
$$2NaCl+CaCO_3\longrightarrow Na_2CO_3+CaCl_2 \qquad \cdots(6)$$
よって，$CaCO_3$ と NaCl の物質量は異なる。また，

(6)式において，$NH_3$ も $CO_2$ も反応式に含まれない。よって，消費もされず，増えもしないので，物質量の合計は変化しない。

問4 A（誤）　塩素の製法である。

$$4HCl + MnO_2 \longrightarrow MnCl_2 + 2H_2O + Cl_2$$

B（誤）　酸素とオゾンは同素体であるので，物理的性質，化学的性質ともに異なる。

C（誤）　酸 → 水酸化物

D（誤）　両性金属（Al，Zn，Sn，Pb）の酸化物が両性酸化物である。

E（正）　同一元素のオキソ酸では，中心の原子に結合する酸素原子の数が多いほど，酸性が強くなる。

問5 A（正）　$Cu^{2+}$ を含む水溶液に少量の塩基の水溶液を加えると，$Cu(OH)_2$ の青白色沈殿を生じる。この沈殿に過剰のアンモニア水を加えると，溶解して深青色の溶液となる。

$$Cu(OH)_2 + 4NH_3 \longrightarrow [Cu(NH_3)_4]^{2+} + 2OH^-$$

B（正）　$Al^{3+}$ を含んだ水溶液に，少量の塩基を加えると，$Al(OH)_3$ の白色ゲル状沈殿を生成する。この沈殿に過剰の NaOH 水溶液を加えると，溶解して無色の溶液となる。

$$Al(OH)_3 + NaOH \longrightarrow Na[Al(OH)_4]$$

このように両性金属の水酸化物は，過剰の NaOH 水溶液に溶解する。

C（誤）　KSCN 水溶液を加えて血赤色溶液になるのは，$Fe^{3+}$ である。

D（正）　$Zn^{2+}$ を含んだ水溶液に，少量の塩基を加えると，$Zn(OH)_2$ の白色ゲル状沈殿を生成する。この沈殿に過剰のアンモニア水溶液を加えると，溶解して無色の溶液となる。

$$Zn(OH)_2 + 4NH_3 \longrightarrow [Zn(NH_3)_4]^{2+} + 2OH^-$$

このように Zn や Cu の水酸化物，Ag の酸化物は，過剰のアンモニア水に溶解する。

E（正）　$Ag^+$ や $Pb^{2+}$ は，$Cl^-$ と反応することで白色沈殿（AgCl，$PbCl_2$）を生じる。

## Ⅳ

〔解答〕

| 問1 | 16 | C |
| --- | --- | --- |
| 問2 | 17 | D |
| 問3 | 18 | B |
| 問4 | 19 | D |
| 問5 | 20 | E |

〔出題者が求めたポイント〕

イオン結晶，状態図，ボイルの法則，分圧の法則，コロイドの性質，ダニエル電池

〔解答のプロセス〕

問1　X は単位格子の中に原子の球全体が収まっているので，単位格子内の原子の個数は，$1 \times 4 = 4$

Y は単位格子の真ん中に 1 個と頂点に原子が位置しているので，単位格子内の個数は，$1 + \dfrac{1}{8} \times 8 = 2$

よって，組成比は $X_4Y_2 = X_2Y_1$ となる（1 は省略する）。

問2　三重点を T とした水の状態図は次のようになる。

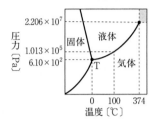

C（正）　気体とも液体とも区別のつかない状態（上図の網掛け部分）を超臨界状態と呼び，超臨界状態にある物質を超臨界流体という。

D（誤）　固体と気体の境界線なので，昇華曲線である。

※ C の選択肢は超臨界流体ではなく，超臨界状態が用語として正しいが，D が明らかに誤りなので，D を選ぶことになる。

問3　混合気体中の窒素の分圧を $P_{N_2}$〔Pa〕，水素の分圧を $P_{H_2}$〔Pa〕とおく。温度が一定なので，各気体についてボイルの法則が適用できる。

混合後の気体の体積は 5.0L となるので，

$N_2$ について：$3.0 \times 10^5 \times 3.0 = P_{N_2} \times 5.0$

$H_2$ について：$6.0 \times 10^5 \times 2.0 = P_{H_2} \times 5.0$

よって　$P_{N_2} = 1.8 \times 10^5 \text{Pa}$，$P_{H_2} = 2.4 \times 10^5 \text{Pa}$

混合気体の全圧 $P$〔Pa〕は，各成分気体の分圧の和に等しいから

$$P = P_{N_2} + P_{H_2} = 1.8 \times 10^5 + 2.4 \times 10^5$$
$$= 4.2 \times 10^5 \text{Pa}$$

問4 A（誤）　セッケンを水に溶かすと，多数の分子が集合（会合）したコロイド粒子になる。このようなコロイドを会合コロイドという。

B（誤）　コロイド溶液に横から光を当てると，光の進路が輝いて見える。この現象をチンダル現象という。

C（誤）　半透膜を小さい分子やイオンが通り抜けて移動することを透析という。コロイド粒子はその大きさのため，半透膜を透過できないので，外に移動できず，小さな粒子が外に移動する。

D（正）　親水コロイド中のコロイド粒子は水分子によって水和され，安定に分散しているため，少量の電解質を加えても凝析しない。しかし，多量の電解質を用いることで，水和している水分子が引き離されるので，コロイド粒子を沈殿させることができる。この現象を塩析という。

E（誤）　疎水コロイドに親水コロイドを加えると，凝析しにくくなることがある。これは，疎水コロイドの粒子が親水コロイドの粒子に囲まれると安定化し，少量の電解質では沈殿しなくなるためである。このようなはたらきをする親水コロイドを，保護コロイドという。

問5　ダニエル電池の各極の反応式は次のとおりである。

[負極]　$Zn \longrightarrow Zn^{2+} + 2e^-$　（酸化）

[正極]　$Cu^{2+} + 2e^- \longrightarrow Cu$　（還元）

A（誤）　素焼き板に空いている小さな穴を通って，陰イオンが負極側へ，陽イオンが正極側へ向かって移動する。

B（誤）　負極が亜鉛板，正極が銅板である。

C（誤）　Zn が負極活物質，$Cu^{2+}$ が正極活物質としてはたらく。

D（誤）　上の反応式より亜鉛は $e^-$ を放出する。

E（正）　正極では，$Cu^{2+}$ が消費されるので，濃度が高いほうが放電時間は長くなる。

# V

〔解答〕

| 問1 | 21 | D |
|---|---|---|
| 問2 | 22 | E |
| 問3 | 23 | A |
| 問4 | 24 | H |
| 問5 | 25 | A |

〔出題者が求めたポイント〕

有機化合物の性質，有機化合物の反応，ベンゼンとシクロヘキサンの性質

〔解答のプロセス〕

問1 A（正）　有機化合物を構成する元素は，おもに C，H，O，N などである。よって，完全燃焼すると $CO_2$ を生成する。

D（誤）　共有結合をつなぎ変えるのには大きな活性化エネルギーが必要なため，一般的には反応速度は小さい。

問2 A（正）　不安定で，ケトンやアルデヒドに変化する（ケト-エノール互変異性）。

例：

$$CH \equiv CH + H_2O \xrightarrow{HgSO_4} \left[ \begin{array}{c} H \\ C=C \\ H \end{array} \begin{array}{c} OH \\ \\ H \end{array} \right] \longrightarrow CH_3-\overset{\overset{O}{\|}}{C}-H$$

ビニルアルコール　　アセトアルデヒド

B（正）　ベンゼン環に結合した炭化水素基（側鎖）は酸化されると，炭素数に関係なくカルボキシ基に変化する。

D（正）

ニトロベンゼン $\xrightarrow[還元]{Sn, HCl}$ アニリン塩酸塩 $\xrightarrow{NaOH}$ アニリン

E（誤）　第一級アルコールを酸化するとアルデヒド，さらに酸化されるとカルボン酸となる。また，第二級アルコールを酸化するとケトンが得られる。

問3 ア　次のように脱水反応が起こる。

$$H-\overset{\overset{H}{|}}{\underset{\underset{H}{|}}{C}}-\overset{\overset{OH}{|}}{\underset{\underset{H}{|}}{C}}-H \xrightarrow[160\sim170℃]{濃硫酸} \overset{H}{\underset{H}{}}C=C\overset{H}{\underset{H}{}} + H_2O$$

エタノール　　　　エチレン

この反応は縮合反応ともいうことができるので，D のエステル化と同じ種類である。

イ　十酸化四リンは脱水剤としてはたらき，酢酸2分

子から酸無水物である無水酢酸が生じる。同様に水がとれ，酸無水物をつくる反応は E である。

ウ　二クロム酸カリウムにより酸化される。

$$CH_3-\overset{\overset{}{\underset{\underset{OH}{|}}{C}}H}-CH_3 \xrightarrow{酸化} CH_3-\overset{\overset{O}{\|}}{C}-CH_3$$

2-プロパノール　　　　アセトン

同様の酸化反応は B の反応である。

エ　ヒドロキシ基の H と Na が入れ替わる置換反応が起こる。同様の反応は C である。

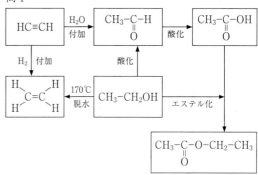

メタン　　　クロロメタン　　　ジクロロメタン
　　　　　（塩化メチル）　　（塩化メチレン）

トリクロロメタン　　　テトラクロロメタン
（クロロホルム）　　　（四塩化炭素）

A は付加反応なので，ア～エのどの反応にも該当しない。

問4

$$HC \equiv CH \xrightarrow[付加]{H_2O} CH_3-\overset{\overset{}{\underset{\underset{O}{\|}}{C}}H} \xrightarrow{酸化} CH_3-\overset{\overset{}{\underset{\underset{O}{\|}}{C}}OH}$$

$HC \equiv CH \xrightarrow[付加]{H_2} \overset{H}{\underset{H}{}}C=C\overset{H}{\underset{H}{}}$

$CH_3-CH_2OH$　170℃脱水　酸化　エステル化

$$CH_3-\overset{\overset{O}{\|}}{C}-O-CH_2-CH_3$$

アセチレンからアセトアルデヒド（ア）を生成する反応は，問2 A 例の反応を参照。

エタノール（ウ）からエチレン（イ）を生成する反応は，問3 ア の反応を参照。

問5 A　ベンゼンは鉄触媒によって次のような置換反応を起こすため光を照射しても置換反応は起こらない。

$$\bigcirc + Cl_2 \xrightarrow{鉄粉} \bigcirc^{Cl} + HCl$$

クロロベンゼン

シクロヘキサンは，アルカンであるため，問3 エ と同様の置換反応が起こる。

B　ベンゼンはすべての原子が同一平面上にある。シクロヘキサンは正六角形の構造式で表されるが，実際には平面構造ではなく，右図のようないす形構造をとる。

●：C 原子
○：H 原子

C　ベンゼンにもシクロヘキサンにも当てはまる。

D　ベンゼンの炭素原子間の結合の長さや性質はすべ
　　て同等である。シクロヘキサンの炭素原子は全て単
　　結合で構成されるので長さは等しい。よって，どち
　　らにも当てはまる。

E　ベンゼンにはC=C結合が存在するが，付加反応
　　はほとんど進行せずに置換反応が進行する。また，
　　シクロヘキサンにもC=Cはないため付加反応は起
　　こさない。

2020.11.28 神戸学院大学

# 「英語・化学」解答用紙

対象学部・学科

| 学部 | 学科 |
|---|---|
| 薬 | 薬 |

フリガナ

氏名

受験番号欄

（受験番号を記入し、その下のマーク欄にマークしてください）

| 百万位 | 十万位 | 万位 | 千位 | 百位 | 十位 | 一位 |
|---|---|---|---|---|---|---|

⓪①②③④⑤⑥⑦⑧⑨

欠席者マーク ○ ← 監督者記入

(5150)

## 英語

### 基礎的な適性調査（英語に関する内容）

| 解答番号 | 解答欄 |
|---|---|
| 1 | ABCDEFGHI |
| 2 | ABCDEFGHI |
| 3 | ABCDEFGHI |
| 4 | ABCDEFGHI |
| 5 | ABCDEFGHI |
| 6 | ABCDEFGHI |
| 7 | ABCDEFGHI |
| 8 | ABCDEFGHI |
| 9 | ABCDEFGHI |
| 10 | ABCDEFGHI |
| 11 | ABCDEFGHI |
| 12 | ABCDEFGHI |
| 13 | ABCDEFGHI |
| 14 | ABCDEFGHI |
| 15 | ABCDEFGHI |

| 解答番号 | 解答欄 |
|---|---|
| 16 | ABCDEFGHI |
| 17 | ABCDEFGHI |
| 18 | ABCDEFGHI |
| 19 | ABCDEFGHI |
| 20 | ABCDEFGHI |
| 21 | ABCDEFGHI |
| 22 | ABCDEFGHI |
| 23 | ABCDEFGHI |
| 24 | ABCDEFGHI |
| 25 | ABCDEFGHI |
| 26 | ABCDEFGHI |
| 27 | ABCDEFGHI |
| 28 | ABCDEFGHI |
| 29 | ABCDEFGHI |
| 30 | ABCDEFGHI |

| 解答番号 | 解答欄 |
|---|---|
| 31 | ABCDEFGHI |
| 32 | ABCDEFGHI |
| 33 | ABCDEFGHI |
| 34 | ABCDEFGHI |
| 35 | ABCDEFGHI |
| 36 | ABCDEFGHI |
| 37 | ABCDEFGHI |
| 38 | ABCDEFGHI |
| 39 | ABCDEFGHI |
| 40 | ABCDEFGHI |
| 41 | ABCDEFGHI |
| 42 | ABCDEFGHI |
| 43 | ABCDEFGHI |

## 化学

### 基礎的な適性調査（化学に関する内容）

| 解答番号 | 解答欄 |
|---|---|
| 1 | ABCDEFGHI |
| 2 | ABCDEFGHI |
| 3 | ABCDEFGHI |
| 4 | ABCDEFGHI |
| 5 | ABCDEFGHI |
| 6 | ABCDEFGHI |
| 7 | ABCDEFGHI |
| 8 | ABCDEFGHI |
| 9 | ABCDEFGHI |
| 10 | ABCDEFGHI |
| 11 | ABCDEFGHI |
| 12 | ABCDEFGHI |
| 13 | ABCDEFGHI |

| 解答番号 | 解答欄 |
|---|---|
| 14 | ABCDEFGHI |
| 15 | ABCDEFGHI |
| 16 | ABCDEFGHI |
| 17 | ABCDEFGHI |
| 18 | ABCDEFGHI |
| 19 | ABCDEFGHI |
| 20 | ABCDEFGHI |
| 21 | ABCDEFGHI |
| 22 | ABCDEFGHI |
| 23 | ABCDEFGHI |
| 24 | ABCDEFGHI |
| 25 | ABCDEFGHI |

この解答用紙は124%に拡大すると、ほぼ実物大になります。

令和2年度

問 題 と 解 答

# 英　語

## 問題
（2科目　90分）

### 11月23日試験

2年度

---

**I**　各問に答えよ。（16点）

**問1**　[ 1 ] ～ [ 4 ] において，下線部の発音が他と**異なるもの**を，それぞれの**A**～**D**のうちから
**1つ**選べ。

[ 1 ]　**A**　v<u>i</u>tal　　　**B**　v<u>i</u>sion　　　**C**　v<u>i</u>olet　　　**D**　v<u>i</u>ce

[ 2 ]　**A**　pl<u>ea</u>sure　　**B**　cl<u>ea</u>n　　　**C**　str<u>ea</u>m　　　**D**　p<u>ea</u>ch

[ 3 ]　**A**　r<u>oa</u>d　　　**B**　abr<u>oa</u>d　　**C**　c<u>oa</u>t　　　**D**　b<u>oa</u>t

[ 4 ]　**A**　atta<u>ch</u>　　**B**　<u>ch</u>orus　　　**C**　<u>ch</u>ur<u>ch</u>　　**D**　<u>ch</u>illy

**問2**　[ 5 ] ～ [ 8 ] において，最も強く読む音節の位置が他と**異なるもの**を，それぞれの**A**～**D**の
うちから**1つ**選べ。

[ 5 ]　**A**　car-rot　　　**B**　com-fort　　**C**　per-cent　　**D**　dis-trict

[ 6 ]　**A**　or-gan-ic　　**B**　to-geth-er　　**C**　ac-tu-al　　**D**　for-get-ful

[ 7 ]　**A**　sus-pend　　**B**　oc-cur　　　**C**　be-lieve　　**D**　o-cean

[ 8 ]　**A**　pol-i-ti-cian　**B**　ec-o-nom-ics　**C**　pho-to-graph-ic　**D**　in-ter-est-ing

Ⅱ　各問に答えよ。(32点)

問1　| 9 |～| 16 | において，空所を満たすのに最も適切なものを，それぞれの**A**～**D**のうちから
1つ選べ。

| 9 |　He _____ if he had worked very hard.

**A**　should fail
**B**　were to fail
**C**　would have failed
**D**　would not have failed

| 10 |　We have been keeping in _____ for many years by e-mail.

**A**　mind
**B**　touch
**C**　ourselves
**D**　each other

| 11 |　My parents asked me to _____ the dog during their trip to Hawaii.

**A**　look into
**B**　look after
**C**　take care
**D**　take after

| 12 |　Similar accidents happened one _____ another last week.

**A**　by
**B**　for
**C**　after
**D**　on

| 13 |　Mary and I are _____ the problem in order to find a good solution.

**A**　discussing
**B**　talking
**C**　complaining
**D**　saying

| 14 |　English dictionaries usually list words in alphabetical _____ .

**A**　line
**B**　direction
**C**　place
**D**　order

| 15 |　Since you were in the wrong, you _____ to have apologized to her.

**A**　ought
**B**　had
**C**　were able
**D**　should

| 16 |　News has arrived _____ the number of foreign tourists is increasing.

**A**　which
**B**　those
**C**　that
**D**　where

問2 | 17 |～| 24 | 次の日本文の意味を表すように(1)～(4)それぞれの **A～G** を最も適切な順序に並べかえたとき，**3番目**と**5番目**にくるものを選べ。

(1) スーツを着ないで顧客の信頼を得ることは，とても難しいです。

It is very ☐ ☐ | 17 | ☐ | 18 | ☐ ☐ .

**A** your customers  **B** if  **C** the respect of  **D** you aren't

**E** difficult  **F** to earn  **G** wearing a suit

(2) 午後には，顔に日差しの暖かさを感じられます。

In the afternoon, you can ☐ ☐ | 19 | ☐ | 20 | ☐ ☐ .

**A** face  **B** the warmth  **C** of  **D** feel

**E** the sun  **F** your  **G** on

(3) 出席者の3割が，その計画を承認しました。

Thirty percent of ☐ ☐ | 21 | ☐ | 22 | ☐ ☐ .

**A** present  **B** those  **C** the project  **D** gave

**E** their approval  **F** to  **G** who were

(4) トムはしばしば，言葉や行動で他人を怒らせることがありました。

Tom ☐ ☐ | 23 | ☐ | 24 | ☐ ☐ .

**A** with  **B** or actions  **C** others  **D** would often

**E** make  **F** his words  **G** angry

Ⅲ　次の会話文を読んで，各問に答えよ。(16点)

*Two people are talking about influenza in the office.*

Caitlin : Hi Liam.　Hey, what's wrong?　You look pretty tired.　Are you feeling OK?

Liam : Actually, I feel ［　ア　］ terrible.　I didn't sleep well last night, and this morning I ［　イ　］ up with a painful throat.

Caitlin : That's too bad.　Do you have a fever?

Liam : Fortunately, it is just a slight one.　I took my temperature and it was 37.2 ℃.　However, I have a cough and my whole body feels ［　ウ　］.

Caitlin : With symptoms like those, it sounds like you might have the flu.　Did you get a flu shot ［　エ　］ year?

Liam : No, I didn't.　I've been too busy to go to the doctor's office, plus since I don't have insurance, I would have to pay a high doctor's fee.　I also have heard that the medicine sometimes doesn't work.

Caitlin : That is sometimes true, since each year the type of flu changes a bit, but usually having a flu shot helps make the illness less of a problem.　Plus, it shortens the length of time you feel bad.　Just that makes it worth the small investment in time and money.

Liam : So, should I go get a flu shot today?

Caitlin : Well, once you are sick, the shot won't do much for you.　Most people get the shot just before the flu season begins.　But it might still be a good idea to visit the doctor anyway, since there are medicines she can give you in order to make you feel better.　Be sure to wear a mask though, since there will be other people there as well who are sick.

問1　［　25　］　空所 ［　ア　］ を満たすのに最も適切なものを，A～Dのうちから1つ選べ。
A　absolutely　　　　B　understandably　　C　justly　　　　　D　normally

問2　［　26　］　空所 ［　イ　］ を満たすのに最も適切なものを，A～Dのうちから1つ選べ。
A　wake　　　　　　B　woke　　　　　　C　waken　　　　　D　waked

問3　［　27　］　空所 ［　ウ　］ を満たすのに最も適切なものを，A～Dのうちから1つ選べ。
A　fine　　　　　　　B　sore　　　　　　C　unhappy　　　　D　energetic

問4　［　28　］　空所 ［　エ　］ を満たすのに最も適切なものを，A～Dのうちから1つ選べ。
A　that　　　　　　　B　then　　　　　　C　this　　　　　　D　the

問5　　29　　When is the best time to get a flu shot?

   **A**　Before the flu season.

   **B**　During the flu season.

   **C**　After the flu season.

   **D**　Never.

問6　　30　　How does Liam feel about the cost of the flu shot?

   **A**　He thinks it is cheap.

   **B**　He thinks it is expensive.

   **C**　He wants to pay the fee.

   **D**　He wants Caitlin to pay for him.

問7　　31　　What advice did Liam get from Caitlin?

   **A**　She said he should go home.

   **B**　She thought he should get a flu shot immediately.

   **C**　She suggested he see a doctor.

   **D**　She suggested he stay in the office.

問8　　32　　What are Liam's problems?

   **A**　He has a fever and a cough.

   **B**　He is tired and hungry.

   **C**　He is in debt.

   **D**　He is feeling better now.

IV　次の英文を読んで，各問に答えよ。(21点)

　　Orsay Museum in France 　ア　 world-famous works by artists such as Vincent van Gogh, Paul Gauguin, Édouard Manet and Claude Monet.　　Some paintings by van Gogh and Gauguin clearly show that they studied Japanese prints, and Japanese paintings contributed to the development of their own styles.　　Also, Manet makes effective use of *Ukiyoe* works as a background of 'Portrait of Émile Zola' as well as van Gogh's work 'Portrait of Père Tanguy.'　　Monet owned plenty of *Ukiyoe* at home, and adopted Japanese elements in part of his garden.　　It is repeatedly reported on TV programs that he regarded the Japanese garden as a resource for his creative activities.

　　All the above artists have been inspired by Japanese paintings.　　When I interviewed French visitors to the museum, one said, "The artists created something novel by <u>absorbing</u> different elements
(イ)
such as asymmetric composition, transparent and bright color into their works and mixing them.　　That's what all artists should aim at."　　Another said, "It's wonderful to establish one's own style by combining different elements."

　　Japanese people have called themselves people who are good at imitating foreign cultures.　　Even when they have improved on the original works, they have modestly mentioned that the activity is imitation, not creation.　　In 　ウ　 these Japanese self-humiliating remarks, French people consider improving on original works as a wonderful, creative activity, and proudly state that the artists' talents have flowered.

　　Nowadays there is a flood of information available, so it is not easy to engage 　エ　 creative activities.　　The trend in the future for creative activities, as French people pointed out, is probably to absorb unique elements actively from foreign cultures and combine these different elements.　　Japanese people have to start to publicly state that this is a creative action.　　At the same time, it is time that Japanese people properly evaluate the excellent traditional values of their culture rather than depend on non-Japanese judgments, and share these values with the world.

Junko Kobayashi (2019) *Coping with Globalization* を参考に作成

(注)　asymmetric：非対称の　　　　imitate：模倣する　　　modestly：控えめに
　　　self-humiliating：謙遜した　　　evaluate：評価する
　　　　　　　　　けんそん

問1　| 33 |　空所 　ア　 を満たすのに最も適切なものを，A～Dのうちから1つ選べ。
　A　exists　　　　　B　exports　　　　　C　exhibits　　　　　D　expects

問2　| 34 |　下線部（イ）の意味に最も近いものを，A～Dのうちから1つ選べ。
　A　checking out　　　B　taking in　　　　C　looking after　　　D　making for

問3 　35 　空所 　ウ 　を満たすのに最も適切なものを，A～Dのうちから1つ選べ。

　A case of 　　　　　B terms of 　　　　　C order to 　　　　　D contrast to

問4 　36 　空所 　エ 　を満たすのに最も適切なものを，A～Dのうちから1つ選べ。

　A in 　　　　　　　B for 　　　　　　　C to 　　　　　　　D on

問5 　37 　次の書き出しに続く最も適切なものを，A～Dのうちから1つ選べ。

One of the French visitors to the museum viewed the use of different elements _____ .

　A positively because novel works can be created

　B positively because variety should be valued

　C negatively because the originality would be lost

　D negatively because it is difficult to balance them

問6 　38 　本文の内容に合致するものを，A～Dのうちから1つ選べ。

　A French artists paid attention only to Western arts.

　B French artists paid attention only to ancient works.

　C Japanese people consider the improvement of the original works as a kind of creation.

　D Japanese people consider the improvement of the original works as just imitation.

V　以下の**A～E**の英文は，本来は**Aの部分から始まる**一つのまとまった文章だが，設問のために**B～E**は順序がばらばらになっている。**B～E**を正しく並べかえたとき，設問 **39** ～ **43** に該当する記号を答えよ。なお，次に続くものがなく，それ自身が文章の最後になる場合には，**J**をマークせよ。(15点)

| 39 | Aの次に続くもの |
|---|---|
| 40 | Bの次に続くもの |
| 41 | Cの次に続くもの |
| 42 | Dの次に続くもの |
| 43 | Eの次に続くもの |

**A**　Low-cost carriers are airline companies that offer low airfares.　To realize this, the companies charge extra money for most in-flight services, such as meals, drinks and movies.　Many of these airlines also add seats to the plane, so the space between rows is less.

**B**　Noticing the success of such carriers in Europe, Asian airlines started to introduce their own low-cost carriers in order to supply the growing number of middle-class people who wanted to travel between major cities in Asia.

**C**　The low-cost airline business really increased towards the end of the 20th century, as companies realized that there was a huge market for short flights between various European cities.　People did not need a fancy seat, free baggage allowances and meals if they were only going to be on the plane for an hour or so.

**D**　The first low-cost carrier began in the United Kingdom and flew between New York and London.　The prices were much lower than what the regular airlines were charging, and it was popular with students and backpackers.

**E**　The growth of the number of airports in Asia has also made this possible, and most large cities now have more terminals at international airports to accommodate both regular and low-cost airlines.

# 化　学

## 問題

（2科目　90分）

2年度

### 11月23日試験

　次の I ～ V の各設問の解答を，指示に従ってそれぞれの解答群（**A**，**B**，**C**，…）のうちから選んで解答用紙にマークせよ。

　必要があれば，定数および原子量は次の値を用いよ。標準状態は，0℃，$1.0 \times 10^5$ Pa とする。なお，問題文中の体積の単位記号Lは，リットルを表す。

（定　数）気体定数　　　　$R = 8.3 \times 10^3$ Pa・L/(K・mol)

　　　　　ファラデー定数　$F = 9.65 \times 10^4$ C/mol

　　　　　アボガドロ定数　$N_A = 6.0 \times 10^{23}$/mol

（原子量）
| | | | | | |
|---|---|---|---|---|---|
| H　1.0 | He　4.0 | C　12 | N　14 | O　16 | F　19 | Ne　20 |
| Na　23 | Mg　24 | Al　27 | S　32 | Cl　35.5 | K　39 | Ar　40 |
| Ca　40 | Mn　55 | Fe　56 | Cu　64 | Zn　65 | Br　80 | Ag　108 |
| I　127 | Ba　137 | Pb　207 | | | | |

---

I　次の**問1**～**問5**に答えよ。（20点）

**問1**　　**1**　　日常の生活で利用されている化学物質に関する次の記述**A**～**E**のうちから，**誤りを含む**ものを**1つ**選べ。

　**A**　アルミニウムは，鉱石から製錬すると大量のエネルギーが必要なため，リサイクルが推奨されている。

　**B**　塩素は，有毒な気体であるが，水道水の殺菌に利用されている。

　**C**　洗剤は，界面活性剤の親水基を内側にして油汚れを包み込むことで洗浄作用を発揮する。

　**D**　緑茶飲料には，酸化による品質低下を防ぐために，ビタミンCが添加されているものがある。

　**E**　陶磁器やガラスは，セラミックスとよばれ，硬く，耐熱性に優れている。

**問2**　　**2**　　次の記述**A**～**E**のうちから，下線部が単体ではなく元素を示しているものを**1つ**選べ。

　**A**　骨には<u>カルシウム</u>が含まれている。

　**B**　空気中には<u>窒素</u>が多く含まれている。

　**C**　<u>酸素</u>は，呼吸により体内にとりこまれる。

　**D**　塩素の酸化力は<u>臭素</u>の酸化力より強い。

　**E**　アンモニアは，<u>水素</u>と窒素から合成できる。

問3　<u>3</u>　次の**現象**に最も関係の深い状態変化を，下の**A**〜**E**のうちから**1つ**選べ。

　**現象**：冬の屋外に面したガラス窓の内側に，水滴がつく。

　　**A**　融解　　　　**B**　凝固　　　　**C**　昇華　　　　**D**　蒸発　　　　**E**　凝縮

問4　<u>4</u>　次の**A**〜**E**のうちから，Arと同じ電子配置をもつイオンを**1つ**選べ。

　　**A**　$S^{2-}$　　　　**B**　$Li^+$　　　　**C**　$Mg^{2+}$　　　　**D**　$O^{2-}$　　　　**E**　$Br^-$

問5　<u>5</u>　次の**A**〜**E**のうちから，式量ではなく分子量を用いるのが適切な物質を**1つ**選べ。

　　**A**　塩化ナトリウム　　　　**B**　黒鉛　　　　　　**C**　塩化水素

　　**D**　水酸化カルシウム　　　**E**　硫酸アンモニウム

Ⅱ　次の**問1～問5**に答えよ。（20点）

**問1**　｜**6**｜　ベーキングパウダー（主成分は炭酸水素ナトリウム）4.5 g を加熱すると，標準状態で 0.56 L の二酸化炭素が発生した。ベーキングパウダーに含まれる炭酸水素ナトリウムの割合（質量パーセント）は何％か。次の数値**A～E**のうちから，適切なものを**1つ**選べ。ただし，加熱によって主成分はすべて反応し，それ以外の物質は反応しないものとする。

**A** 91　　**B** 93　　**C** 95　　**D** 97　　**E** 99

**問2**　｜**7**｜　マグネシウムは，次の化学反応式に従って，酸化マグネシウムを生成する。

$$2\,Mg + O_2 \longrightarrow 2\,MgO$$

マグネシウム 2.4 g と体積 $V[L]$ の酸素を反応させたとき，質量 $m[g]$ の酸化マグネシウムが生じた。$V$ と $m$ の関係を示すグラフとして適切なものを，次の**A～F**のうちから**1つ**選べ。ただし，酸素は標準状態における体積とする。

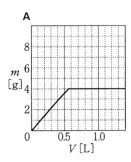
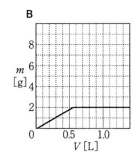
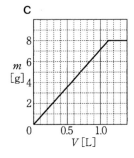

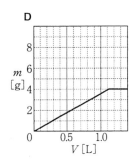
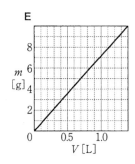
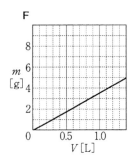

**問3**　｜**8**｜　次の化学反応式**A～E**のうちから，下線をつけた物質が酸としてはたらくものを**1つ**選べ。

**A** $CH_3COOH + \underline{H_2O} \rightleftharpoons CH_3COO^- + H_3O^+$

**B** $NH_3 + \underline{H_2O} \rightleftharpoons NH_4^+ + OH^-$

**C** $\underline{CO_3^{2-}} + H_2O \rightleftharpoons HCO_3^- + OH^-$

**D** $HSO_4^- + \underline{H_2O} \rightleftharpoons SO_4^{2-} + H_3O^+$

**E** $HNO_3 + \underline{H_2O} \rightleftharpoons NO_3^- + H_3O^+$

問4　｜　9　｜　ある濃度の塩酸を水で 100 倍希釈し，その希塩酸 10 mL を，0.020 mol/L の水酸化ナトリウム水溶液で滴定したところ，中和までに 15 mL を要した。希釈前の塩酸の濃度は何 mol/L か。次の数値 A～E のうちから，適切なものを 1 つ選べ。

　　A　0.30　　　　B　0.60　　　　C　1.5　　　　D　2.4　　　　E　3.0

問5　｜　10　｜　3 種類の金属 ア～ウ について，次の 実験Ⅰ，Ⅱを行った。金属 ア～ウ をイオン化傾向の大きい順に並べたものを，下の A～F のうちから 1 つ選べ。

実験Ⅰ　金属 ア および ウ は希塩酸と反応して水素を発生した。金属 イ は反応しなかった。

実験Ⅱ　金属 ウ の硝酸塩水溶液に金属 ア を入れたところ，金属 ア の表面に金属 ウ が析出した。

　　A　ア＞イ＞ウ　　　　B　ア＞ウ＞イ　　　　C　イ＞ア＞ウ
　　D　イ＞ウ＞ア　　　　E　ウ＞ア＞イ　　　　F　ウ＞イ＞ア

Ⅲ　次の**問1～問5**に答えよ。（20点）

**問1**　　11　　次の図に示した装置を用いて，塩化アンモニウムと水酸化カルシウムの混合物を加熱し，
気体の発生・捕集を行った。この実験に関する下の記述**A～E**のうちから，**誤りを含むもの**を1つ選べ。

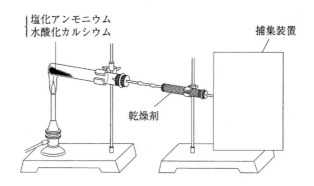

 **A**　発生した気体は，上方置換で捕集する。

 **B**　乾燥剤としては，塩化カルシウムが適している。

 **C**　捕集した気体は，刺激臭をもち，無色である。

 **D**　捕集した気体に，濃塩酸をつけたガラス棒を近づけると，白煙が生じる。

 **E**　捕集した気体を水に溶かし，フェノールフタレイン溶液を加えると，赤色になる。

**問2**　　12　　次の表に示した**ア～ウ**のグループには，その性質には当てはまらない元素がそれぞれ1つ
含まれている。各グループの性質に**当てはまらない**元素の組合せとして適切なものを，下の**A～J**の
うちから1つ選べ。

| | ア | イ | ウ |
|---|---|---|---|
| 性質 | 単体は室温で気体 | 非金属の典型元素 | 同一周期の元素 |
| 元素 | F, H, I, N, Ne | B, Br, S, Si, Sn | Al, Ar, Cl, K, Mg |

| | A | B | C | D | E | F | G | H | I | J |
|---|---|---|---|---|---|---|---|---|---|---|
| ア | Ne | Ne | I | I | F | F | H | H | N | N |
| イ | B | Si | Sn | S | Br | B | Si | Sn | S | Br |
| ウ | Ar | Cl | K | Mg | Al | Ar | Cl | K | Mg | Al |

問3　[ 13 ]　$Cu^{2+}$，$Al^{3+}$，$Ba^{2+}$，$Zn^{2+}$ のいずれか1種類のイオンを含む水溶液ア〜エがある。これらを用いて次の**操作Ⅰ**，**Ⅱ**を行った。ア〜エに含まれている金属イオンの組合せとして適切なものを，下のA〜Hのうちから1つ選べ。

**操作Ⅰ**　少量の水酸化ナトリウム水溶液を加えると，ア，イ，ウでは沈殿が生じたが，エでは生じなかった。さらに過剰に水酸化ナトリウム水溶液を加えると，アとイでは沈殿が溶けた。

**操作Ⅱ**　少量のアンモニア水を加えると，ア，イ，ウでは沈殿が生じたが，エでは生じなかった。さらに過剰にアンモニア水を加えると，アとウでは沈殿が溶けた。

| | ア | イ | ウ | エ |
|---|---|---|---|---|
| A | $Zn^{2+}$ | $Al^{3+}$ | $Cu^{2+}$ | $Ba^{2+}$ |
| B | $Zn^{2+}$ | $Al^{3+}$ | $Ba^{2+}$ | $Cu^{2+}$ |
| C | $Zn^{2+}$ | $Cu^{2+}$ | $Al^{3+}$ | $Ba^{2+}$ |
| D | $Zn^{2+}$ | $Ba^{2+}$ | $Cu^{2+}$ | $Al^{3+}$ |
| E | $Al^{3+}$ | $Zn^{2+}$ | $Cu^{2+}$ | $Ba^{2+}$ |
| F | $Al^{3+}$ | $Zn^{2+}$ | $Ba^{2+}$ | $Cu^{2+}$ |
| G | $Al^{3+}$ | $Cu^{2+}$ | $Zn^{2+}$ | $Ba^{2+}$ |
| H | $Al^{3+}$ | $Ba^{2+}$ | $Cu^{2+}$ | $Zn^{2+}$ |

問4　[ 14 ]　硫酸銅(Ⅱ)五水和物に関する次の記述A〜Eのうちから，**誤りを含むもの**を1つ選べ。

A　結晶を加熱すると，水和水を失い，白色粉末状の無水物になる。
B　水溶液に水酸化ナトリウム水溶液を加えると，青白色の沈殿が生じる。
C　水溶液に過剰のアンモニア水を加えると，深青色の溶液になる。
D　水溶液に鉄粉を入れると，銅が析出する。
E　水溶液に硫化水素を通じると，白色の沈殿が生じる。

問5　[ 15 ]　次のA〜Eのうちから，硫酸を用いた化学反応と，その反応に利用されている硫酸の性質の組合せとして適切なものを1つ選べ。

| | 硫酸を用いた化学反応 | 硫酸の性質 |
|---|---|---|
| A | ギ酸に濃硫酸を加えて加熱すると，一酸化炭素が発生する。 | 強酸性 |
| B | 銀に濃硫酸を加えて加熱すると，二酸化硫黄が発生する。 | 酸化作用 |
| C | 塩化ナトリウムに濃硫酸を加えて加熱すると，塩化水素が発生する。 | 吸湿性 |
| D | 濃硫酸に湿った二酸化炭素を通すと，乾いた二酸化炭素が得られる。 | 脱水作用 |
| E | 亜鉛に希硫酸を加えると，水素が発生する。 | 不揮発性 |

Ⅳ　次の問1〜問5に答えよ。(20点)

問1　　16　　次の図は，塩化ナトリウムの結晶の単位格子を表している。この結晶に関する下の記述
A〜Eのうちから，**誤りを含むもの**を1つ選べ。

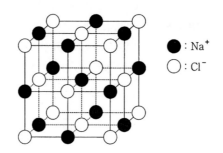

A　イオン結合からなる結晶である。

B　単位格子内に含まれる$Na^+$と$Cl^-$は，いずれも4個である。

C　$Na^+$のみに注目すると，面心立方格子と同じ配置になっている。

D　1個の$Na^+$に最も近い距離にある$Na^+$は8個である。

E　$Cl^-$どうしは接していない。

**問2** ┃ **17** ┃ 次の図は，ジエチルエーテルとエタノール，水の蒸気圧曲線を示したものである。これに関する下の記述**A～E**のうちから，**誤りを含むもの**を**1つ**選べ。

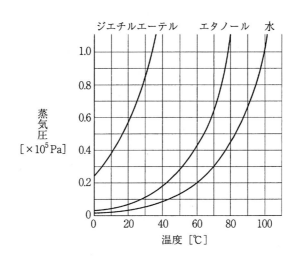

**A** 外圧が $0.6 \times 10^5$ Pa のとき，ジエチルエーテルの沸点は，およそ21℃である。

**B** 30℃において最も蒸気圧が大きいのは，ジエチルエーテルである。

**C** 分子間力の大きい順に並べると，ジエチルエーテル ＞ エタノール ＞ 水となる。

**D** エタノールを密閉容器に封入し，温度を80℃，圧力を $0.6 \times 10^5$ Pa にすると，エタノールはすべて気体として存在する。

**E** 水を密閉容器に封入し，60℃で平衡状態に達したときの容器内の圧力は $0.2 \times 10^5$ Pa である。

**問3** ┃ **18** ┃ 二価の金属イオンが含まれる水溶液に，0.25 A の電流を9分39秒間流した。電流を流す前後の陰極の質量をはかったところ，48 mg 増加していた。その金属の原子量として適切なものを，次の数値**A～E**のうちから**1つ**選べ。

**A** 27    **B** 32    **C** 59    **D** 64    **E** 128

**問4** ┃ **19** ┃ 黒鉛1 mol からダイヤモンド1 mol ができるときの反応熱は，−1 kJ である。黒鉛が完全燃焼するときの燃焼熱が394 kJ であるとき，ダイヤモンドの燃焼熱[kJ]として適切なものを，次の数値**A～F**のうちから**1つ**選べ。

**A** 197    **B** 198    **C** 393    **D** 395    **E** 786    **F** 790

問5 　20 　密閉された注射器の中に，$2NO_2 \rightleftarrows N_2O_4$ の平衡状態に達した二酸化窒素と四酸化二窒素の混合気体が入っている。温度を一定に保ちながら，次の図のようにピストンをすばやく手で押し下げて圧力をかけた。このときの注射器内の状態に関する下の記述 **A〜E** のうちから，適切なものを **1つ** 選べ。

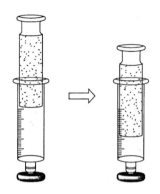

A　無色から，しだいに赤褐色に変わる。

B　赤褐色がさらに濃くなる。

C　赤褐色がしだいに無色に変わる。

D　赤褐色が一時的に薄くなるが，その後濃くなる。

E　赤褐色が一時的に濃くなるが，その後薄くなる。

Ⅴ　次の問1〜問5に答えよ。(20点)

問1　　21　　次の記述A〜Eのうちから，有機化合物の性質として**誤りを含むもの**を1つ選べ。

A　構成元素の種類は少ないが，化合物の種類は非常に多い。

B　可燃性の化合物が多く，完全燃焼すると，二酸化炭素などを生じる。

C　無機化合物に比べて，融点と沸点が高い。

D　多くは共有結合からなり，非電解質であるものが多い。

E　無機化合物の反応よりも反応速度が遅く，加熱や触媒を必要とするものが多い。

問2　　22　　アルケンXに臭素を付加させたところ，アルケンXの2.9倍の分子量をもつ生成物が得られた。アルケンXの分子式として適切なものを，次のA〜Eのうちから1つ選べ。

A　$C_3H_6$　　　B　$C_4H_8$　　　C　$C_5H_{10}$　　　D　$C_6H_{12}$　　　E　$C_7H_{14}$

問3　　23　　分子式 $C_5H_{12}O$ で表されるアルコールには，8種類の構造異性体が存在する。これらのうち，次の**ア〜ウ**のいずれにも**当てはまらないもの**を，下の**A〜H**のうちから1つ選べ。

ア　酸化すると，アルデヒドが生じる。

イ　ヨードホルム反応を示す。

ウ　分子内脱水反応により生じるアルケンには，シスートランス異性体が存在する。

A

$CH_3CH_2CH_2CH_2CH_2-OH$

B

$CH_3CH_2CH_2CHCH_3$
　　　　　　　|
　　　　　　　OH

C

$CH_3CH_2CHCH_2CH_3$
　　　　　|
　　　　　OH

D

　　　　OH
　　　　|
$CH_3CHCH_2CH_3$
　　|
　　$CH_3$

E

　　　　OH
　　　　|
$CH_3CHCHCH_3$
　　　　|
　　　　$CH_3$

F

$CH_3CHCH_2CH_2-OH$
　　|
　　$CH_3$

G

　　　$CH_3$
　　　|
$CH_3CCH_2-OH$
　　　|
　　　$CH_3$

H

$CH_3CH_2CHCH_2-OH$
　　　　　|
　　　　　$CH_3$

問4 　24　 アニリン，安息香酸，フェノールをジエチルエーテルに溶かした混合溶液を，次の図に従って分離した。**ア〜ウ**に当てはまる化合物の組合せとして適切なものを，下の**A〜F**のうちから**1つ**選べ。

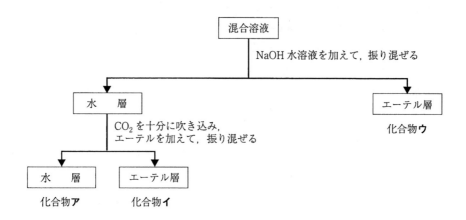

|   | ア | イ | ウ |
|---|---|---|---|
| A | アニリン | 安息香酸 | フェノール |
| B | アニリン | フェノール | 安息香酸 |
| C | 安息香酸 | アニリン | フェノール |
| D | 安息香酸 | フェノール | アニリン |
| E | フェノール | アニリン | 安息香酸 |
| F | フェノール | 安息香酸 | アニリン |

問5 　25　 芳香族炭化水素に関する次の記述**A〜E**のうちから，適切なものを**1つ**選べ。

**A** ベンゼンに塩素を十分に反応させて得られる生成物には，防虫剤として用いられる無色の結晶がある。

**B** キシレンに濃硝酸と濃硫酸の混合物を作用させると，爆薬として用いられる TNT の結晶が得られる。

**C** ベンゼン分子は C＝C 結合を含むため，付加反応により他の原子や原子団が結合しやすい。

**D** アニリンは昇華性のある無色の結晶で，合成樹脂や染料などの原料に用いられる。

**E** ベンゼンに紫外線をあてながら水素を作用させると，シクロヘキサンを生じる。

# 英　語

## 解答　2年度

**推　薦**

### Ⅰ

〔解答〕

問1

| 1 | B | 2 | A | 3 | B | 4 | B |
|---|---|---|---|---|---|---|---|

問2

| 5 | C | 6 | C | 7 | D | 8 | D |
|---|---|---|---|---|---|---|---|

〔出題者が求めたポイント〕

問1

1　vital[ai] / vision[i] / violet[ai] / vice[ai]
2　pleasure[e] / clean[i:] / stream[i:] / peach[i:]
3　road[ou] / abroad[ɔ:] / coat[ou] / boat[ou]
4　attach[tʃ] / chorus[k] / church[tʃ] / chilly [tʃ]

問2

5　cár-rot / cóm-fort / per-cént / dís-trict
6　or-gán-ic / to-géth-er / ác-tu-al / for-gét-ful
7　sus-pénd / oc-cúr / be-líeve / ó-cean
8　pol-i-tí-cian / ec-o-nóm-ics / pho-to-gráph-ic / ín-ter-est-ing

### Ⅱ

〔解答〕

問1

| 9 | D | 10 | B | 11 | B | 12 | C |
|---|---|---|---|---|---|---|---|
| 13 | A | 14 | D | 15 | A | 16 | C |

問2

| 17 | C | 18 | B |
|---|---|---|---|
| 19 | C | 20 | G |
| 21 | A | 22 | E |
| 23 | C | 24 | A |

〔出題者が求めたポイント〕

問1

[9]　仮定法過去完了の文なので、帰結節(主節)は、助動詞過去形 + have + Vp.p. になる。
[10]　keep in touch「連絡を取り続ける」。
[11]　look into「調べる」。look after「世話をする」。take after「似ている」。take care は take care of なら可。
[12]　one after another「相次いで」。
[13]　talking は、talking about なら可。
[14]　alphabetical order「アルファベット順」。
[15]　ought to = should。ought to have Vp.p.「～すべきだった」。
[16]　News を修飾する同格名詞節の that が正解。

問2　略

〔問題文訳〕

問1

[9]　彼は一生懸命働いていたら失敗しなかっただろ

う。
[10]　私たちは何年もメールで連絡を取り合っている。
[11]　両親は私に、彼らのハワイ旅行中犬の世話をするよう頼んできた。
[12]　先週も同様の事故が相次いだ。
[13]　メアリーと私は、良い解決策を見つけるべくその問題について話し合っている。
[14]　英語の辞書にはふつう単語がアルファベット順で載っている。
[15]　君が悪かったのだから、彼女に謝るべきだったのに。
[16]　外国人観光客が増えているというニュースが入った。

問2

正解の英文

(1)　It is very ( difficult to earn the respect of your customers if you aren't wearing a suit ).
(2)　In the afternoon, you can ( feel the warmth of the sun on your face ).
(3)　Thirty percent of ( those who were present gave their approval to the project ).
(4)　Tom ( would often make others angry with his words or actions ).

### Ⅲ

〔解答〕

| 問1 | A | 問2 | B | 問3 | B | 問4 | C |
|---|---|---|---|---|---|---|---|
| 問5 | A | 問6 | B | 問7 | C | 問8 | A |

〔出題者が求めたポイント〕

問1　absolutely「まったく」。understandably「理解できるように」。justly「構成に」。normally「正常に」。
問2　wake up「目が覚める」の過去形は、woke up となる。
問3　my whole body feels sore「体中が痛く感じる」。
問4　this year「今年」。
問5　設問訳「インフルエンザの予防接種を受けるのに最適な時期はいつか？」
選択肢訳
A．インフルエンザの季節前。
B．インフルエンザの季節中。
C．インフルエンザの季節後。
D．決してない。
問6　設問訳「インフルエンザの予防接種の費用についてリアムはどう感じているか？」
選択肢訳
A．彼は安いと思っている。
B．彼は高いと思っています。
C．彼は料金を払いたがっている。

D．彼は、ケイトリンが自分のために払ってくれることを望んでいる。

問7　設問訳「リアムはケイトリンからどのようなアドバイスを受けたか？」

選択肢訳

A．彼女は彼が家に帰るべきだと言った。

B．彼女は彼がすぐにインフルエンザの予防接種を受けるべきだと思った。

C．彼女は彼が医者に診てもらうことを提案した。

問8　設問訳「リアムの問題は何か？」

選択肢訳

A．彼は熱があって咳が出ている。

B．彼は疲れていてお腹がすいている。

C．彼は借金をしている。

D．彼は気分がよくなった。

〔全訳〕

二人の人がオフィスでインフルエンザの話をしている。

ケイトリン：こんにちは、リアム。どうしたの？　だいぶお疲れのようね。気分は大丈夫？

リアム：実は、本当にひどい気分でね。昨夜はよく眠れず、今朝は喉が痛くて目が覚めたんだ。

ケイトリン：それはいけないわね。熱はあるの？

リアム：幸いなことに、熱はわずかなんだ。測ったら37.2度だったんだけど、咳が出て体中が痛いんだ。

ケイトリン：そういう症状なら、インフルエンザにかかってるかもね。今年はインフルエンザの予防接種受けた？

リアム：いや、受けなかった。忙しくて病院に行けなかったし、保険に入っていないから高額な診療費を払わなければならないんだ。薬が効かないこともあると聞いたよ。

ケイトリン：インフルエンザの種類は毎年少しずつ変化するから、そうなることもあるけど、普通はインフルエンザの予防接種を受ければ、病状の問題は減るのよ。それに、具合が悪い期間も短くなる。時間とお金をちょっと投資するだけの価値はあるわ。

リアム：じゃあ、今日インフルエンザの予防接種を受けに行こうかな？

ケイトリン：そうね、病気になってしまったら、予防接種はあまり意味ないかもね。大抵の人はインフルエンザ・シーズンが始まるちょっと前に予防接種を受けるのよ。でも、とにかく病院に行ったほうがいいかもね。お医者さんが具合を良くする薬をくれるから。必ずマスクをして行ってね。他にも病気の人がいるから。

**Ⅳ**

〔解答〕

| 問1 | C | 問2 | B | 問3 | D |
|---|---|---|---|---|---|
| 問4 | A | 問5 | A | 問6 | D |

〔出題者が求めたポイント〕

問1　exist「存在する」。export「輸出する」。exhibit「展示する」。expect「予期する」。

問2　absorb「吸収する」。check out「チェックアウトする」。take in「取り入れる」。look after「世話をする」。make for「寄与する」。

問3　in case of「〜に備えて」。in terms of「〜の観点から」。in contrast to「〜とは対照的に」。in order to「〜するために」は後ろが動詞原形。

問4　engage in「〜に従事する」。

問5　設問訳「博物館を訪れたフランス人の１人は、さまざまな要素の使用を 〜 とらえた」

選択肢訳

A．新しい作品を生み出すことができるので肯定的に

B．多様性が評価されるので肯定的に

C．独創性が失われるので否定的に

D．それを調和させるのが難しいので否定的に

問6　選択肢訳

A．フランスの芸術家は西洋の芸術だけに注意を払った。

B．フランスの芸術家は古代の作品だけに注意を払った。

C．日本人は原作の改良を一種の創作と考えている。

D．日本人は原作の改良を単なる模倣と考えている。

〔全訳〕

フランスのオルセー美術館には、フィンセント・ファン・ゴッホ、ポール・ゴーギャン、エドゥアール・マネ、クロード・モネなど、世界的に有名な画家の作品が展示されている。ゴッホやゴーギャンの作品には、日本の版画を研究したことがはっきりと表れているものもあり、日本画は彼らの画風の発展に貢献した。また、マネはゴッホの作品同様、『エミール・ゾラの肖像』の背景に浮世絵の作品を生かしている。モネは家に浮世絵を多く所蔵し、自宅の庭の一部に日本的な要素を取り入れていた。彼が日本庭園を創作活動の資源と考えていたことが、テレビ番組で繰り返し報道されている。

上記すべての画家たちは、いずれも日本画から着想を得ている。この美術館を訪れたフランス人に私がインタビューしたとき、ある人は「非対称の構図や透明感のある明るい色彩など、さまざまな要素を作品に取り入れ、それらを混ぜ合わせることで、斬新なものを生み出した。それはすべての画家が目指すべきものだ」と語った。別の人は、「異なる要素を組み合わせて独自のスタイルを確立するのは素晴らしいことだ」と言った。

日本人は自分たちのことを、外国の文化を模倣するのが上手な国民だと言う。原作を改良しても、創作ではなく模倣であると控えめに言っている。こうした日本人の謙遜した発言とは対照的に、フランス人は独創的な作品

を改良することを素晴らしい創造的活動と考え、芸術家
の才能が開花したと誇らしげに言う。

　最近は情報が氾濫しているので、創造的な活動に従事
することは容易ではない。フランス人が指摘しているよ
うに、今後の創造的な活動の流れは、外国の文化のユニ
ークな要素を積極的に吸収し、組み合わせていくことに
なるだろう。日本人は、これが創造的な行為だと公言し
始めなければならない。同時に、日本人は外国人の判断
に頼るのではなく、自分たちの文化の優れた伝統的価値
観を正しく評価し、それを世界と共有する時でもあるの
だ。

# Ⅴ

〔解答〕

39　D

40　E

41　B

42　C

43　J

〔出題者が求めたポイント〕

各段落の冒頭と指示語に注目して、A→D→C→B→E
の順を見つける。

〔全訳〕

A

格安航空会社とは、安い航空運賃を提供する航空会社の
ことだ。これを実現するため、各社は機内食、飲み物、
映画などほとんどの機内サービスには追加料金を課して
いる。これらの航空会社の多くは飛行機に座席を追加し
ているため、列の間隔が狭くなっている。

D

最初の格安航空会社はイギリスで始まり、ニューヨーク
とロンドンの間を飛んだ。価格は通常の航空会社よりは
るかに安く、学生やバックパッカーに人気があった。

C

20 世紀の終わりごろ、ヨーロッパのさまざまな都市間
の空路には巨大な市場があることに複数の企業が気づ
き、格安航空会社のビジネスは本格的に拡大した。飛行
機に 1 時間程度乗るだけなら、豪華な座席や無料の手荷
物許容量、食事は必要なかった。

B

アジアの航空会社は、欧州における格安航空会社（LCC）
の成功に着目し、アジアの大都市を往来する中産階級の
需要を満たすため、独自の格安路線の導入を始めた。

E

アジアの空港数の増加もこれを可能にしており、ほとん
どの大都市では現在、国際空港のターミナルを増やし
て、従来の航空会社と格安航空会社の両方に対応してい
る。

# 化　学

## 解答

2年度

推　薦

## I

〔解答〕

問1　C
問2　A
問3　E
問4　A
問5　C

〔出題者が求めたポイント〕

身のまわりの化学，元素と単体，イオンの電子配置，分子量・式量

〔解答のプロセス〕

問1　A（正）　アルミニウムは電気の缶詰といわれるほど，製造するときに多くの電気エネルギーを必要とする。

C（誤）　内側→外側　界面活性剤が親水基を外側に，油汚れがくっついた疎水基を内側にしてミセルを形成する。

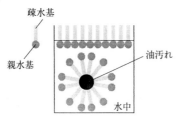

D（正）　ビタミンCは還元剤であって，ほかの食品と一緒にあるときは，自身が先に酸化されることで，その食品の酸化を防ぐ。

E（正）　天然の無機物を高温で処理（焼成）して得られる非金属材料をセラミックスという。セラミックスは用途に応じた形をつくりやすく，絶縁性や耐熱性にすぐれている。

問2　元素は物質の構成成分，単体は一種類の元素からなる物質のことを指す。Aのカルシウムは，骨や歯にリン酸カルシウム $Ca_3(PO_4)_2$ として含まれている。カルシウム自体は，リン酸カルシウムの構成成分の1つであるため単体ではなく元素である。

問3　外気で冷やされた窓ガラスに，室内の暖かい空気が触れることで，空気が冷やされ，空気が含んでいる水蒸気が凝縮して窓ガラスの表面に水となって現れる。

問4　$Li^+$ は He，$Mg^{2+}$ と $O^{2-}$ は Ne，$Br^-$ は Kr と同じ電子配置をもつ。

問5　イオン結晶や金属のように，分子が存在しない物質では，分子量の代わりに式量が用いられる。

## II

〔解答〕

問1　B
問2　D
問3　B
問4　E
問5　B

〔出題者が求めたポイント〕

化学反応の量的関係，物質量，ブレンステッドとローリーによる酸・塩基の定義，金属のイオン化傾向

〔解答のプロセス〕

問1　$NaHCO_3$ の熱分解の化学反応式は次のようになる。

$$2NaHCO_3 \longrightarrow Na_2CO_3 + CO_2 + H_2O$$

標準状態で 0.56L の $CO_2$ の物質量は，

$$\frac{0.56}{22.4} = 0.025\,mol$$

化学反応式の係数の比より，$NaHCO_3 : CO_2 = 2 : 1$ で反応する。$NaHCO_3$ のモル質量は 84 g/mol なので，反応した $NaHCO_3$ の質量は，

$$0.025 \times 2 \times 84 = 4.2\,g$$

よって，ベーキングパウダーに含まれる $NaHCO_3$ の割合は，

$$\frac{4.2}{4.5} \times 100 = 93.3\%$$

問2　Mg のモル質量は 24 g/mol，MgO のモル質量は 40 g/mol なので，2.4 g の Mg は $\frac{2.4}{24} = 0.10\,mol$ である。

化学反応式の係数の比より Mg : MgO = 1 : 1 で反応するため，生成する MgO も 0.10 mol である。つまり，$0.10 \times 40 = 4.0\,g$ 以上の MgO を生成することはできない。また，MgO 0.10 mol を生成するときに必要な $O_2$ の物質量は 0.05 mol である。この物質量における標準状態の体積は，$0.05 \times 22.4 = 1.12\,L$。以上より $O_2$ が 1.12 L 存在するときに MgO は最大の 4.0 g 生成することができる。

問3　ブレンステッドとローリーによる酸・塩基の定義では，「酸は水素イオン $H^+$ を与える分子・イオンであり，塩基とは，水素イオン $H^+$ を受け取る分子・イオンである。」B以外は $H^+$ を受け取っているため全て塩基としてはたらいている。

問4　希釈前の塩酸のモル濃度を $x$〔mol/L〕とおく。「$H^+$ の物質量＝$OH^-$ の物質量」の関係式をつくると，

$$x \times \frac{1}{100} \times \frac{10}{1000} \times 1 = 0.020 \times \frac{15}{1000} \times 1$$

$$x = 3.0\,mol/L$$

問5　$H_2$ よりもイオン化傾向が大きな金属は希塩酸や希硫酸と反応して $H_2$ を発生する。よって，実験Iより金属イが一番イオン化傾向が小さい。また，イオン

化傾向が小さいほうが金属として析出するので，実験Ⅱよりイオン化傾向は金属ア＞金属ウとなる。

# Ⅲ

〔解答〕

問1　B
問2　C
問3　A
問4　E
問5　B

〔出題者が求めたポイント〕

アンモニアの性質，イオンの系統分離，銅の化合物の性質，濃硫酸の性質

〔解答のプロセス〕

問1　化学反応式は次のようになる。
$$2NH_4Cl + Ca(OH)_2 \longrightarrow CaCl_2 + 2H_2O + 2NH_3$$
よって，生成する気体はアンモニアであるので，アンモニアの性質として誤りを含むものを選べばよい。
乾燥剤と気体同士で反応するため，酸性乾燥剤は塩基性の気体，塩基性乾燥剤は酸性の気体を乾燥するのに適さない。同様に，中性乾燥剤である塩化カルシウムはアンモニアと反応するので，アンモニアを乾燥させるのには適さない。

問2　ア　ヨウ素は常温・常圧で固体である。イ　Snは金属元素である。ウ　Kは第4周期の元素で，ほかの元素は第3周期の元素である。

問3　アルカリ金属，アルカリ土類金属は沈殿を生じないので，エは $Ba^{2+}$ である。両性金属の水酸化物は，過剰の NaOH 水溶液に溶け，$Zn^{2+}$，$Cu^{2+}$，$Ag^+$ は過剰の $NH_3$ 水に溶ける。よって，アは $Zn^{2+}$ で，イは $Al^{3+}$ で，ウは $Cu^{2+}$ である。

問4　A（正）　$CuSO_4 \cdot 5H_2O$ の青色結晶を 150℃ 以上に加熱すると，水和水をすべて失って，白色粉末状の硫酸銅（Ⅱ）無水塩 $CuSO_4$ となる。
B（正）　$Cu^{2+}$ を含む水溶液に塩基の水溶液を加えると，$Cu(OH)_2$ の青白色沈殿を生じる。
C（正）　$Cu(OH)_2$ の沈殿に過剰のアンモニア水を加えると，溶解して深青色の溶液となる。
D（正）　イオン化傾向は Fe＞Cu より，Cu が析出する。
E（誤）　白色→黒色　$Cu^{2+}$ を含む水溶液に硫化水素を通じると，CuS の黒色沈殿を生成する。

問5　A　脱水反応　$HCOOH \longrightarrow H_2O + CO$
B　酸化還元反応　$2Ag + 2H_2SO_4$
$$\longrightarrow Ag_2SO_4 + 2H_2O + 2SO_2$$
C　揮発性の酸の塩に不揮発性の酸を加えて，揮発性の酸を発生させている。
$$NaCl + H_2SO_4 \longrightarrow NaHSO_4 + HCl$$
D　吸湿性　中性・酸性気体の乾燥剤に用いられる。
E　酸化還元反応　$Zn + H_2SO_4 \longrightarrow ZnSO_4 + H_2$

# Ⅳ

〔解答〕

問1　D
問2　C
問3　D
問4　D
問5　E

〔出題者が求めたポイント〕

イオン結合の結晶格子，蒸気圧曲線，電気分解，熱化学方程式，ルシャトリエの原理

〔解答のプロセス〕

問1　D（誤）　8個→12　真ん中の黒丸（$Na^+$）に注目した場合，最短距離に存在する黒丸（$Na^+$）は12個である。なお，最短距離に存在する異符号のイオン（塩化物イオン○）は6個である。

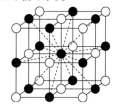

問2　A（正）　与えられた蒸気圧曲線で蒸気圧に対する温度を読み取ると約 21℃ である。
B（正）　各物質の 30℃ の蒸気圧を読み取るとジエチルエーテルの蒸気圧が一番大きい。
C（誤）　分子間力が大きい物質程，沸点は高くなる。沸点は，ジエチルエーテル＜エタノール＜水であるので，分子間力もこの順に大きくなる。
D（正）　80℃ のエタノールの蒸気圧は約 $1.1 \times 10^5 Pa$ である。蒸気圧の方が大きいので，エタノールは全て気体で存在する。
E（正）　液体の水が存在するので，蒸気圧が圧力となる。

問3　陰極の質量が増加していることから，次のように，二価の金属イオン $A^{2+}$ が還元されて析出したと考えられる。
$$A^{2+} + 2e^- \longrightarrow A$$
$A^{2+}$ が受け取る $e^-$ の物質量は，
$$\frac{0.25 \times (9 \times 60 + 39)}{9.65 \times 10^4} = 1.5 \times 10^{-3} mol$$
よって，析出する金属 A のモル質量を $M$〔g/mol〕とおくと，
$$1.5 \times 10^{-3} \times \frac{1}{2} \times M = \frac{48}{1000}$$
$$M = 64 g/mol$$

問4　C（黒鉛）＝C（ダイヤモンド）－1kJ　…①
　　　C（黒鉛）＋$O_2$（気）＝$CO_2$（気）＋394kJ　…②
②－①より，
　　　C（ダイヤモンド）＋$O_2$（気）＝$CO_2$（気）＋395kJ

問5　$NO_2$ は赤褐色，$N_2O_4$ は無色の気体である。ピストンを素早く押し込むことで，気体が圧縮されるので，

一時的に色が濃くなる。ルシャトリエの原理より圧力を大きくすると，圧力を小さくする(気体の粒子数が少なくなる)方向に平衡が移動するので，右向きに移動し，無色の $N_2O_4$ が増えるので色は薄くなる。

## Ⅴ

〔解答〕

問1　C
問2　D
問3　D
問4　D
問5　A

〔出題者が求めたポイント〕

有機化合物の特徴，アルコールの性質，ヨードホルム反応，有機化合物の系統分離，芳香族化合物の性質

〔解答のプロセス〕

問2　アルケン X のモル質量を $M$〔g/mol〕とおくと，このアルケンに臭素が付加した化合物のモル質量は $M+160$〔g/mol〕となる。よって次の関係式が成り立つ。

$$2.9M = M + 160$$
$$M = 84$$

よって，モル質量が 84 のアルケン $C_6H_{12}$ が適する。

問3　酸化するとアルデヒドが生じるアルコールは第一級アルコールである。ヨードホルム反応は，$CH_3CO-R$ の構造や $CH_3CH(OH)-R$ の構造をもつ化合物(R は水素原子または炭化水素基)で反応する。これらにあてはまらないアルコールは次の 2 種類である。この 2 種類の化合物をそれぞれ分子内脱水させると，次の化合物が生じる。

C

CH₃-C-C-C-CH₃ (H H H / H OH H) 分子内脱水 → H₂C=C-CH₂-CH₃ (H,H / CH₂-CH₃)
シス-トランス異性体あり

D

H-C-C-C-CH₃ (H OH H / H CH₃ H) 分子内脱水 → H₂C=C-CH₂-CH₃ (H / CH₃, CH₂-CH₃)
シス-トランス異性体なし

H-C-C-C-CH₃ (H OH H / H CH₃ H) 分子内脱水 → CH₃,CH₃-C=C-H (CH₃ / CH₃,H)
シス-トランス異性体なし

問4　

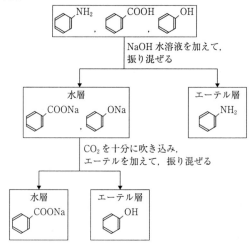

問5　A(正)　クロロベンゼンをさらに塩素化すると，昇華性をもつ $p$-ジクロロベンゼンが得られる。これは，防虫剤に使用される。
B(誤)　キシレン→トルエン
C(誤)　ベンゼン分子には C=C 結合が存在するが，アルケンとは異なり，付加反応はほとんど進行せずに置換反応が起こりやすい。
D(誤)　アニリンは特有の臭気をもつ無色の液体で存在する。
E(誤)　紫外線→白金またはニッケル触媒　ベンゼンに紫外線を当てながら塩素を作用させると，ヘキサクロロシクロヘキサンを生成する。

2019.11.23　神戸学院大学

# 「英語・化学」解答用紙

対象学部・学科・専攻

| 学部 | 学科 | 専攻 |
|---|---|---|
| 総合リハビリテーション | 理学療法 | ― |
| | 作業療法 | ― |
| 栄養 | 栄養 | 管理栄養学 |
| | | 臨床検査学 |

フリガナ

氏名

受験番号欄

（受験番号を記入し、その下のマーク欄にマークしてください）

百万位　十万位　万位　千位　百位　十位　一位

基礎的な適性調査　英語に関する内容

| 解答番号 | 解答欄 |
|---|---|
| 1 | Ⓐ Ⓑ Ⓒ Ⓓ Ⓔ Ⓕ Ⓖ Ⓗ Ⓘ Ⓙ |
| 2 | Ⓐ Ⓑ Ⓒ Ⓓ Ⓔ Ⓕ Ⓖ Ⓗ Ⓘ Ⓙ |
| 3 | Ⓐ Ⓑ Ⓒ Ⓓ Ⓔ Ⓕ Ⓖ Ⓗ Ⓘ Ⓙ |
| 4 | Ⓐ Ⓑ Ⓒ Ⓓ Ⓔ Ⓕ Ⓖ Ⓗ Ⓘ Ⓙ |
| 5 | Ⓐ Ⓑ Ⓒ Ⓓ Ⓔ Ⓕ Ⓖ Ⓗ Ⓘ Ⓙ |
| 6 | Ⓐ Ⓑ Ⓒ Ⓓ Ⓔ Ⓕ Ⓖ Ⓗ Ⓘ Ⓙ |
| 7 | Ⓐ Ⓑ Ⓒ Ⓓ Ⓔ Ⓕ Ⓖ Ⓗ Ⓘ Ⓙ |
| 8 | Ⓐ Ⓑ Ⓒ Ⓓ Ⓔ Ⓕ Ⓖ Ⓗ Ⓘ Ⓙ |
| 9 | Ⓐ Ⓑ Ⓒ Ⓓ Ⓔ Ⓕ Ⓖ Ⓗ Ⓘ Ⓙ |
| 10 | Ⓐ Ⓑ Ⓒ Ⓓ Ⓔ Ⓕ Ⓖ Ⓗ Ⓘ Ⓙ |
| 11 | Ⓐ Ⓑ Ⓒ Ⓓ Ⓔ Ⓕ Ⓖ Ⓗ Ⓘ Ⓙ |
| 12 | Ⓐ Ⓑ Ⓒ Ⓓ Ⓔ Ⓕ Ⓖ Ⓗ Ⓘ Ⓙ |
| 13 | Ⓐ Ⓑ Ⓒ Ⓓ Ⓔ Ⓕ Ⓖ Ⓗ Ⓘ Ⓙ |
| 14 | Ⓐ Ⓑ Ⓒ Ⓓ Ⓔ Ⓕ Ⓖ Ⓗ Ⓘ Ⓙ |
| 15 | Ⓐ Ⓑ Ⓒ Ⓓ Ⓔ Ⓕ Ⓖ Ⓗ Ⓘ Ⓙ |
| 16 | Ⓐ Ⓑ Ⓒ Ⓓ Ⓔ Ⓕ Ⓖ Ⓗ Ⓘ Ⓙ |
| 17 | Ⓐ Ⓑ Ⓒ Ⓓ Ⓔ Ⓕ Ⓖ Ⓗ Ⓘ Ⓙ |
| 18 | Ⓐ Ⓑ Ⓒ Ⓓ Ⓔ Ⓕ Ⓖ Ⓗ Ⓘ Ⓙ |
| 19 | Ⓐ Ⓑ Ⓒ Ⓓ Ⓔ Ⓕ Ⓖ Ⓗ Ⓘ Ⓙ |
| 20 | Ⓐ Ⓑ Ⓒ Ⓓ Ⓔ Ⓕ Ⓖ Ⓗ Ⓘ Ⓙ |
| 21 | Ⓐ Ⓑ Ⓒ Ⓓ Ⓔ Ⓕ Ⓖ Ⓗ Ⓘ Ⓙ |
| 22 | Ⓐ Ⓑ Ⓒ Ⓓ Ⓔ Ⓕ Ⓖ Ⓗ Ⓘ Ⓙ |
| 23 | Ⓐ Ⓑ Ⓒ Ⓓ Ⓔ Ⓕ Ⓖ Ⓗ Ⓘ Ⓙ |
| 24 | Ⓐ Ⓑ Ⓒ Ⓓ Ⓔ Ⓕ Ⓖ Ⓗ Ⓘ Ⓙ |
| 25 | Ⓐ Ⓑ Ⓒ Ⓓ Ⓔ Ⓕ Ⓖ Ⓗ Ⓘ Ⓙ |
| 26 | Ⓐ Ⓑ Ⓒ Ⓓ Ⓔ Ⓕ Ⓖ Ⓗ Ⓘ Ⓙ |
| 27 | Ⓐ Ⓑ Ⓒ Ⓓ Ⓔ Ⓕ Ⓖ Ⓗ Ⓘ Ⓙ |
| 28 | Ⓐ Ⓑ Ⓒ Ⓓ Ⓔ Ⓕ Ⓖ Ⓗ Ⓘ Ⓙ |
| 29 | Ⓐ Ⓑ Ⓒ Ⓓ Ⓔ Ⓕ Ⓖ Ⓗ Ⓘ Ⓙ |
| 30 | Ⓐ Ⓑ Ⓒ Ⓓ Ⓔ Ⓕ Ⓖ Ⓗ Ⓘ Ⓙ |
| 31 | Ⓐ Ⓑ Ⓒ Ⓓ Ⓔ Ⓕ Ⓖ Ⓗ Ⓘ Ⓙ |
| 32 | Ⓐ Ⓑ Ⓒ Ⓓ Ⓔ Ⓕ Ⓖ Ⓗ Ⓘ Ⓙ |
| 33 | Ⓐ Ⓑ Ⓒ Ⓓ Ⓔ Ⓕ Ⓖ Ⓗ Ⓘ Ⓙ |
| 34 | Ⓐ Ⓑ Ⓒ Ⓓ Ⓔ Ⓕ Ⓖ Ⓗ Ⓘ Ⓙ |
| 35 | Ⓐ Ⓑ Ⓒ Ⓓ Ⓔ Ⓕ Ⓖ Ⓗ Ⓘ Ⓙ |
| 36 | Ⓐ Ⓑ Ⓒ Ⓓ Ⓔ Ⓕ Ⓖ Ⓗ Ⓘ Ⓙ |
| 37 | Ⓐ Ⓑ Ⓒ Ⓓ Ⓔ Ⓕ Ⓖ Ⓗ Ⓘ Ⓙ |
| 38 | Ⓐ Ⓑ Ⓒ Ⓓ Ⓔ Ⓕ Ⓖ Ⓗ Ⓘ Ⓙ |
| 39 | Ⓐ Ⓑ Ⓒ Ⓓ Ⓔ Ⓕ Ⓖ Ⓗ Ⓘ Ⓙ |
| 40 | Ⓐ Ⓑ Ⓒ Ⓓ Ⓔ Ⓕ Ⓖ Ⓗ Ⓘ Ⓙ |
| 41 | Ⓐ Ⓑ Ⓒ Ⓓ Ⓔ Ⓕ Ⓖ Ⓗ Ⓘ Ⓙ |
| 42 | Ⓐ Ⓑ Ⓒ Ⓓ Ⓔ Ⓕ Ⓖ Ⓗ Ⓘ Ⓙ |
| 43 | Ⓐ Ⓑ Ⓒ Ⓓ Ⓔ Ⓕ Ⓖ Ⓗ Ⓘ Ⓙ |

基礎的な適性調査　化学に関する内容

| 解答番号 | 解答欄 |
|---|---|
| 1 | Ⓐ Ⓑ Ⓒ Ⓓ Ⓔ Ⓕ Ⓖ Ⓗ Ⓘ Ⓙ |
| 2 | Ⓐ Ⓑ Ⓒ Ⓓ Ⓔ Ⓕ Ⓖ Ⓗ Ⓘ Ⓙ |
| 3 | Ⓐ Ⓑ Ⓒ Ⓓ Ⓔ Ⓕ Ⓖ Ⓗ Ⓘ Ⓙ |
| 4 | Ⓐ Ⓑ Ⓒ Ⓓ Ⓔ Ⓕ Ⓖ Ⓗ Ⓘ Ⓙ |
| 5 | Ⓐ Ⓑ Ⓒ Ⓓ Ⓔ Ⓕ Ⓖ Ⓗ Ⓘ Ⓙ |
| 6 | Ⓐ Ⓑ Ⓒ Ⓓ Ⓔ Ⓕ Ⓖ Ⓗ Ⓘ Ⓙ |
| 7 | Ⓐ Ⓑ Ⓒ Ⓓ Ⓔ Ⓕ Ⓖ Ⓗ Ⓘ Ⓙ |
| 8 | Ⓐ Ⓑ Ⓒ Ⓓ Ⓔ Ⓕ Ⓖ Ⓗ Ⓘ Ⓙ |
| 9 | Ⓐ Ⓑ Ⓒ Ⓓ Ⓔ Ⓕ Ⓖ Ⓗ Ⓘ Ⓙ |
| 10 | Ⓐ Ⓑ Ⓒ Ⓓ Ⓔ Ⓕ Ⓖ Ⓗ Ⓘ Ⓙ |
| 11 | Ⓐ Ⓑ Ⓒ Ⓓ Ⓔ Ⓕ Ⓖ Ⓗ Ⓘ Ⓙ |
| 12 | Ⓐ Ⓑ Ⓒ Ⓓ Ⓔ Ⓕ Ⓖ Ⓗ Ⓘ Ⓙ |
| 13 | Ⓐ Ⓑ Ⓒ Ⓓ Ⓔ Ⓕ Ⓖ Ⓗ Ⓘ Ⓙ |

この解答用紙は124％に拡大すると、ほぼ実物大になります。

平成31年度

問　題　と　解　答

# 英　語

## 問題
(2科目　90分)

31年度

### 11月24日試験

I　各問に答えよ。(16点)

**問1**　1 〜 4 において，下線部の発音が他と**異なるもの**を，それぞれの**A 〜 D**のうちから1つ選べ。

1　A　cost　　　B　done　　　C　gone　　　D　lost

2　A　behave　　B　delay　　　C　garage　　D　sale

3　A　group　　　B　blood　　　C　country　　D　tough

4　A　cheap　　　B　head　　　C　meant　　　D　instead

**問2**　5 〜 8 において，最も強く読む音節の位置が他と**異なるもの**を，それぞれの**A〜D**のうちから1つ選べ。

5　A　mod-ern　　　B　oc-cur　　　C　po-lite　　　D　suc-ceed

6　A　al-most　　　B　no-tice　　　C　plas-tic　　　D　un-til

7　A　cab-i-net　　B　el-e-ment　　C　um-brel-la　　D　u-su-al

8　A　ad-van-tage　B　in-dus-try　C　op-po-site　　D　sep-a-rate

Ⅱ 各問に答えよ。(32点)

問1 | 9 |〜| 16 |において，空所を満たすのに最も適切なものを，それぞれのA〜Dのうちから
1つ選べ。

| 9 | You can rely | | your adviser if you are in trouble.

  **A**   for            **B**   in            **C**   on            **D**   with

| 10 | Hanako still thought | | Kobe as her home.

  **A**   into           **B**   of            **C**   out           **D**   at

| 11 | My company | | much importance on advertising.

  **A**   deals         **B**   imposes       **C**   places        **D**   supplies

| 12 | Death is not an | | topic for dinner table conversations.

  **A**   accept       **B**   acceptable       **C**   acceptance       **D**   accepting

| 13 | We need someone | | when we feel depressed.

  **A**   talking about                 **B**   talking with

  **C**   to talk for                   **D**   to talk to

| 14 | I can't find my cellphone.　I must | | it behind at the coffee shop.

  **A**   be leaving                **B**   be left

  **C**   have left                  **D**   leave

| 15 | Can you see the man | | wife is from Japan?

  **A**   which        **B**   who          **C**   whom        **D**   whose

| 16 | "May I help you with our new dresses?"　"No, thank you. I'm just | | ."

  **A**   looking       **B**   seeing        **C**   touching       **D**   watching

問2　| 17 |〜| 24 |　次の日本文の意味を表すように(1)〜(4)それぞれのＡ〜Ｇを最も適切な順序に並べかえたとき，**3番目**と**5番目**にくるものを選べ。

(1)　彼女が駅に着いたとき，列車はすでに出ていました。

The train | | | 17 | | 18 | | | station.

| A | at | B | arrived | C | departed | D | had already |

| E | when | F | she | G | the |

(2)　チャリティーコンサートは今度の日曜日に行われることになっています。

The charity | | | 19 | | 20 | | |.

| A | be | B | concert | C | held | D | next |

| E | is | F | Sunday | G | to |

(3)　その主演女優は実際の年齢よりもずっと若く見えます。

The leading actress | | | 21 | | 22 | | |.

| A | is | B | looks | C | much | D | she |

| E | than | F | really | G | younger |

(4)　その男性のフランス語は通じませんでした。

The | | | 23 | | 24 | | |.

| A | couldn't | B | French | C | himself | D | in |

| E | make | F | man | G | understood |

Ⅲ 次の会話文を読んで，各問に答えよ。(18点)

*Michael is sending a package at the post office.*

Postal clerk : Yes, sir.　What can I do 　ア　 you today?

　　　Michael : I want to send a package to my brother in Australia.

Postal clerk : Certainly.　First, let's weigh it to 　イ　 an idea of the cost.　Hmm, it's a little
　　　　　　　over three kilograms.　What's in the package?

　　　Michael : I am sending him some pecan nuts from here in Georgia.　He can't buy them so
　　　　　　　easily in Australia, and they are not as fresh as the nuts we have here.

Postal clerk : Are the nuts still in the shell, or have they been shelled?
　　　　　　　　　　　　　　　　　　　　　　　　　　　　　　　　(ウ)

　　　Michael : They are still in the shell.　That is when they are freshest and most delicious.

Postal clerk : I'm really sorry, but I'm afraid you can't send these to Australia.　Australia has
　　　　　　　strict postal regulations, and nuts can only be sent if they have been removed from
　　　　　　　the shell.　There are also special regulations regarding raw nuts that only allow
　　　　　　　them to be sent if they are in a package that is lighter than two kilograms.

　　　Michael : So, if I take them out of the shell and put them in a package weighing less than two
　　　　　　　kilograms, they will be OK?

Postal clerk : I'm afraid not.　They need to be vacuum sealed, which is normally done at the
　　　　　　　factory where they are processed.　It wouldn't be practical for you to do this
　　　　　　　yourself.　I suggest you just buy him a smaller package of nuts that have been
　　　　　　　removed from the shell before they were packaged.　You should be able to find
　　　　　　　pecans without shells at stores here in the area, and if not you could just send him
　　　　　　　some almonds from California or some other product.

　　　Michael : Thanks for your advice and suggestions.　I will try to find a package of pecans
　　　　　　　without shells, and if I can't I will need to consider what he would like best.　It is a
　　　　　　　birthday present, so I want it to be 　エ　.　He has been in Australia for a long
　　　　　　　time, and this year I would like to give him a taste of America as a present.　He hasn't
　　　　　　　been back home for many years, and I think he would appreciate something he
　　　　　　　enjoyed here as a young boy.

問1　　25　　空所　ア　を満たすのに最も適切なものを，**A**～**D**のうちから**1つ**選べ。

**A**　at　　　　　　　**B**　for　　　　　　　**C**　in　　　　　　　**D**　on

問2　　26　　空所　イ　を満たすのに最も適切なものを，**A**～**D**のうちから**1つ**選べ。

**A**　be　　　　　　　**B**　concern　　　　　**C**　get　　　　　　　**D**　throw

問3　**27**　下線部（**ウ**）の意味に最も近いものを，**A**～**D**のうちから**1つ**選べ。

   **A**  eaten
             **B**  placed in a package

   **C**  put in the shell
     **D**  removed from the shell

問4　**28**　空所　**エ**　を満たすのに最も適切なものを，**A**～**D**のうちから**1つ**選べ。

   **A**  boring
     **B**  ordinary
     **C**  special
     **D**  terrible

問5　**29**　マイケルが小包をオーストラリアに送ることのできなかった理由の**1つ**を，**A**～**D**のうちから選べ。

   **A**  ナッツが殻に入ったままだったから。

   **B**  小包に正しい住所が書かれていなかったから。

   **C**  オーストラリアがどんな種類のナッツも，郵送することを許可していないから。

   **D**  マイケルが必要な切手を買えるだけのお金を持っていなかったから。

問6　**30**　郵便局員が生のナッツに関して言っていることを，**A**～**D**のうちから**1つ**選べ。

   **A**  生のナッツは真空包装で郵送する場合，殻つきでなければならない。

   **B**  郵便局員は生のペカン・ナッツよりも生のアーモンドの方が好きだ。

   **C**  アメリカの生のナッツはオーストラリアのものよりもずっとおいしい。

   **D**  生のナッツはオーストラリアに郵送する場合，2キロよりも軽い小包にしなければならない。

問7　**31**　What is one of the solutions Michael initially proposes to the postal clerk to deal with the problem of sending the package?

   **A**  Michael indicates he will send almonds instead of pecans to his brother.

   **B**  Michael indicates he will send a package of nuts that weighs less than two kilograms.

   **C**  Michael indicates he will use a vacuum sealed bag to send the nuts.

   **D**  Michael indicates he will use a larger package.

問8　**32**　What solution does the postal clerk propose to deal with the problem of sending the package?

   **A**  Michael should buy a small package of pecan nuts without shells.

   **B**  Michael should use a larger package.

   **C**  Michael should pack almonds in a vacuum sealed container on his own.

   **D**  Michael should send his brother a package from a post office in California.

Ⅳ 次の英文を読んで，各問に答えよ。(19点)

When your pet cat comes home and stands at your feet [ ア ] *meow*, you are likely to understand this message as relating to that immediate time and place.　If you ask your cat where it has been and what it was up to, you'll probably get the same *meow* response.　Animal communication seems to be designed exclusively for this moment, here and now.　It cannot effectively be used to relate events [ イ ].　When your dog says *GRRR*, it means *GRRR, right now*, because dogs don't seem to be capable of communicating *GRRR, last night, over in the park*.　In contrast, human language users are normally capable of producing messages equivalent to *GRRR, last night, over in the park*, and then going on to say *In fact, I'll be going back tomorrow for some more*.　Humans can refer to past and future time. This property of human language is called displacement.　It allows language users to talk about things and events not present in the immediate environment.　Animal communication is generally considered to [ ウ ] this property.

We could look at bee communication as a small exception because it seems to have some version of displacement.　For example, when a honeybee finds a source of nectar and returns to the beehive, it can perform a complex dance routine to communicate to the other bees the location of this nectar.　[ エ ] the type of dance (round dance for nearby and tail-wagging dance, with variable tempo, for further away), the other bees can work out where this newly discovered feast can be found.　Certainly, the bee can direct other bees to a food source.　However, it must be the most recent food source.　It cannot be *that delicious rose bush on the other side of town that we visited last weekend*, nor can it be, as far as we know, future nectar in bee heaven.
(オ)

(注)　nectar：花の蜜　　　beehive：蜂の巣
　　　tail-wagging dance：（ミツバチの）尻振りダンス

George Yule (2010) *The Study of Language* (4th edition) を参考に作成

問1 [ 33 ] 空所 [ ア ] を満たすのに最も適切なものを，**A**〜**D**のうちから**1つ**選べ。
**A** call　　　　　**B** calling　　　　　**C** called　　　　　**D** calls

問2 [ 34 ] 空所 [ イ ] を満たすのに最も適切なものを，**A**〜**D**のうちから**1つ**選べ。
　**A** that happened before in the place where there were no animals
　**B** that are taking place at the present time
　**C** that are far removed in time and place
　**D** that your cat said

問3 　35 　空所 　ウ 　を満たすのに最も適切なものを，**A～D**のうちから**1つ**選べ。

   **A** buy         **B** gain         **C** lack         **D** regard

問4 　36 　空所 　エ 　を満たすのに最も適切なものを，**A～D**のうちから**1つ**選べ。

   **A** Although       **B** Depending on       **C** Even       **D** Regards

問5 　37 　下線部（**オ**）の意味に最も近いものを，**A～D**のうちから**1つ**選べ。

   **A** また，我々が知る限り，近い将来ミツバチの楽園で見つかる花の蜜でもない。

   **B** また，我々が知る限り，近い将来ミツバチの楽園で見つかる花の蜜のことである。

   **C** また，我々が知らない，ミツバチの楽園にあるとされる花の蜜のことである。

   **D** また，近い将来，ミツバチの楽園で我々が知らない花の蜜が見つかるであろう。

問6 　38 　本文の内容に合致するものを，**A～D**のうちから**1つ**選べ。

   **A** 猫は，目の前で起きていること以外も伝達する手段を持っている。

   **B** 犬は，一日前のことを思い出して「グルルル」と唸ることがあるようだ。

   **C** 人間は，過去や未来のことについて伝えられるという点で動物とは異なる。

   **D** ミツバチは，近い将来に花の蜜がみつかる場所を予測することができる。

V 以下の**A～E**の英文は，本来は**Aの部分から始まる**一つのまとまった文章だが，設問のために**B～E**
は順番がばらばらになっている。**B～E**を正しく並べ替えたとき，設問 39 ～ 43 に該当する
記号を答えよ。なお，次に続くものがなく，それ自身が文章の最後である場合には，**J**をマークせよ。(15点)

| | |
|---|---|
| 39 | **A**の次に続くもの |
| 40 | **B**の次に続くもの |
| 41 | **C**の次に続くもの |
| 42 | **D**の次に続くもの |
| 43 | **E**の次に続くもの |

**A**　Many people who are thinking about getting a pet dog decide to get a puppy.　There are many reasons why people get puppies.　After all, puppies are cute, friendly, and playful.　But even though puppies make good pets, there are good reasons why you should consider getting an adult dog instead.

**B**　Puppies also have a lot of energy and want to play all of the time.　This can be fun, but you might not want to play as much as your puppy does.　Puppies will not always sleep through the night or let you relax as you watch television.

**C**　On the other hand, when you get an adult dog, there is a good chance that it will already be housebroken and know how to walk on a leash.　Most adult dogs will also not jump on or chew things that you do not want them to jump on or chew.

**D**　In contrast, most adult dogs will wait for a time when you want to play.　What is more, they will sleep when you are sleeping and are happy to watch television on the couch right beside you.

**E**　When you get a puppy, you have to teach it how to behave.　You have to make sure that the puppy is housebroken, which means that it does not go to the bathroom inside the house. You have to teach the puppy not to jump up on your guests or chew on your shoes.　You have to train the puppy to walk on a special rope called a leash.　This is a lot of work.

http://www.englishforeveryone.org/PDFs/Level_5_Passage_3.pdf を参考に作成

# 化　学

## 問題
(2科目　90分)

31年度

### 11月24日試験

　次の $\boxed{\text{I}}$ ～ $\boxed{\text{V}}$ の各設問の解答を，指示に従ってそれぞれの解答群（**A**，**B**，**C**，…）のうちから選んで解答用紙にマークせよ。

　必要があれば，定数および原子量は次の値を用いよ。標準状態は，0℃，$1.0 \times 10^5$ Pa とする。なお，問題文中の体積の単位記号Lは，リットルを表す。

　（定　数）気体定数　　　　$R = 8.3 \times 10^3$ Pa·L/(K·mol)

　　　　　　ファラデー定数　$F = 9.65 \times 10^4$ C/mol

　　　　　　アボガドロ定数　$N_A = 6.0 \times 10^{23}$/mol

　（原子量）

| H | 1.0 | He | 4.0 | C | 12 | N | 14 | O | 16 | F | 19 | Ne | 20 |
|---|---|---|---|---|---|---|---|---|---|---|---|---|---|
| Na | 23 | Mg | 24 | Al | 27 | S | 32 | Cl | 35.5 | K | 39 | Ar | 40 |
| Ca | 40 | Mn | 55 | Fe | 56 | Cu | 64 | Zn | 65 | Br | 80 | Ag | 108 |
| I | 127 | Ba | 137 | Pb | 207 | | | | | | | | |

$\boxed{\text{I}}$　次の**問1**～**問5**に答えよ。(20点)

**問1**　$\boxed{1}$　次の**A**～**E**のうちから，固有の融点と沸点をもつ物質の組合せとして最も適切なものを1つ選べ。

　**A**　空気，酸素　　　**B**　食酢，日本酒　　　　**C**　エタノール，石油

　**D**　海水，牛乳　　　**E**　メタン，赤リン

**問2**　$\boxed{2}$　次の物質の組合せ**A**～**E**のうちから，互いに同素体であるものを1つ選べ。

　**A**　$O_2$, $O_3$　　　**B**　$^{12}C$, $^{13}C$　　　**C**　鉛，亜鉛　　　**D**　黄銅，白銅　　　**E**　水，氷

**問3**　$\boxed{3}$　次の**A**～**E**のうちから，無機物質と有機化合物の組合せとして最も適切なものを1つ選べ。

　**A**　尿素，エタノール　　　　　**B**　水素，塩化水素　　　**C**　アンモニア，水

　**D**　炭酸ナトリウム，メタン　　**E**　酢酸，ベンゼン

**問4**　$\boxed{4}$　原子の構造に関する次の記述**A**～**E**のうちから，最も適切なものを1つ選べ。

　**A**　水素を除く原子の原子核は陽子と中性子からなり，正の電荷をもつ。

　**B**　原子において原子番号は陽子と中性子の数の和である。

　**C**　質量数とは原子に含まれる陽子，中性子および電子の数の総和である。

　**D**　陽子の質量は中性子に比べて極めて小さい。

　**E**　質量数が同じで，陽子の数だけが異なる原子を互いに同位体という。

問5 　5　 次の**A**〜**E**のうちから，典型金属元素の組合せとして最も適切なものを**1つ**選べ。

**A** Ag, Al 　　**B** Mg, Mn 　　**C** Sn, Sr 　　**D** Cu, Cr 　　**E** Pt, Pb

$\boxed{\text{II}}$　次の問1〜問5に答えよ。（20点）

問1　$\boxed{\text{ 6 }}$　次の記述A〜Eのうちから，質量保存の法則に関する記述として最も適切なものを1つ選べ。

**A**　同じ体積で，同じ圧力・温度の気体中には，同数の分子が含まれている。

**B**　気体のみが関係する化学反応では，同温・同圧のもと反応に関わる気体の体積は簡単な整数比となる。

**C**　化学反応に関わる物質の質量の総和は，反応の前後で変化しない。

**D**　化合物を構成する成分元素の質量比は，その化合物の生成方法によらず，常に一定である。

**E**　物質を構成する元素は，固有の質量と大きさをもつ原子からなる。

問2　$\boxed{\text{ 7 }}$　次のA〜Eのうちから，標準状態で112 mLの窒素 $N_2$ の質量〔g〕または物質量〔mol〕として正しいものを1つ選べ。

**A**　140 g　　　**B**　0.014 g　　　**C**　5.0 mol　　　**D**　0.14 mol　　　**E**　0.0050 mol

問3　$\boxed{\text{ 8 }}$　次の化学反応式A〜Eのうちから，下線で示した物質が塩基としてはたらいているものを1つ選べ。

**A**　$NH_3$　+　$\underline{H_2O}$　$\longrightarrow$　$NH_4{}^+$　+　$OH^-$

**B**　$HCO_3{}^-$　+　$\underline{HCl}$　$\longrightarrow$　$CO_2$　+　$Cl^-$　+　$H_2O$

**C**　$CO_3{}^{2-}$　+　$\underline{H_2O}$　$\longrightarrow$　$HCO_3{}^-$　+　$OH^-$

**D**　$HCl$　+　$\underline{H_2O}$　$\longrightarrow$　$H_3O^+$　+　$Cl^-$

**E**　$\underline{HSO_4{}^-}$　+　$H_2O$　$\longrightarrow$　$SO_4{}^{2-}$　+　$H_3O^+$

問4　$\boxed{\text{ 9 }}$　次のA〜Eのうちから，一般に酸化剤として用いられる物質を1つ選べ。

**A**　希リン酸　　　　　**B**　濃塩酸　　　　　　**C**　硫化水素

**D**　シュウ酸　　　　　**E**　二クロム酸カリウム

問5　$\boxed{\text{ 10 }}$　ある1価の酸の水溶液（pH 3.0）を10 mL とり，0.10 mol/L の水酸化ナトリウム水溶液で中和滴定したところ，5.0 mL を要した。次のA〜Fのうちから，この酸の電離度に最も近い数値を1つ選べ。

**A**　0.040　　**B**　0.030　　**C**　0.020　　**D**　0.0040　　**E**　0.0030　　**F**　0.0020

**Ⅲ** 次の**問1**〜**問5**に答えよ。（20点）

**問1** 　11　 炭素とケイ素の単体と化合物に関する次の記述**A**〜**E**のうちから，最も適切なものを**1**つ選べ。

    **A** ケイ素は，単体として岩石や鉱物などに多く存在する。

    **B** ケイ酸ナトリウムに水を加えて熱すると，光ファイバーが得られる。

    **C** 石英や水晶として天然に存在する二酸化ケイ素は，水に溶けて水ガラスになる。

    **D** 一酸化炭素は，酢酸を塩基と加熱すると得られる。

    **E** ダイヤモンドは共有結合の結晶であり，電気伝導性がない。

**問2** 　12　 身の回りの物質や製品に関する次の記述**A**〜**E**のうちから，**誤っているもの**を**1**つ選べ。

    **A** 焼きセッコウに水を加えると，発熱しながら膨張し，セッコウになって硬化するため，建築材料や医療用ギプスなどに用いられる。

    **B** 塩素系漂白剤は，次亜塩素酸の強い還元力を利用している。

    **C** ケイ素の結晶は，金属と非金属の中間の電気伝導性を示す。

    **D** 鉄をスズでめっきしたブリキは，錆びにくい。

    **E** アルミニウムと銅，マグネシウムなどから作った合金はジュラルミンと呼ばれ，航空機の機体などに利用される。

**問3** 　13　 ハロゲンの単体と化合物に関する次の記述**A**〜**F**のうちから，**誤っているもの**を**1**つ選べ。

    **A** フッ素は，最も酸化力が強い。

    **B** 塩素は，水に少し溶けて塩化水素と次亜塩素酸を生成する。

    **C** 臭素は，臭化カリウム水溶液に塩化水素を通じると生成する。

    **D** ヨウ素は，常温で黒紫色固体である。

    **E** 塩化水素は，水に溶けて強酸性を示す。

    **F** 臭化水素酸は，フッ化水素酸より酸性が強い。

**問4** 　14　 希塩酸を加えると水素を発生するが，水酸化ナトリウム水溶液を加えても水素を発生しない元素の単体はどれか。次の**A**〜**F**のうちから，最も適切なものを**1**つ選べ。

    **A** Mg    **B** Al    **C** Zn    **D** Sn    **E** Ag    **F** Cu

問5　　15　　亜鉛イオン，銀イオン，銅(Ⅱ)イオンの水溶液に，それぞれ過剰のアンモニア水を加え
て生じる錯イオンの立体構造はどれか。次の組合せ**A**〜**F**のうちから，最も適切なものを**1つ**選べ。

|   | 亜鉛の錯イオン | 銀の錯イオン | 銅(Ⅱ)の錯イオン |
|---|---|---|---|
| **A** | 直線形 | 正方形 | 正四面体形 |
| **B** | 直線形 | 正四面体形 | 正方形 |
| **C** | 正方形 | 正四面体形 | 直線形 |
| **D** | 正方形 | 直線形 | 正四面体形 |
| **E** | 正四面体形 | 直線形 | 正方形 |
| **F** | 正四面体形 | 正方形 | 直線形 |

Ⅳ　次の**問1**〜**問5**に答えよ。（20点）

**問1**　16　次の図に示す変化**A**〜**E**のうちから，理想気体に当てはまるものを**1つ**選べ。ただし，図の縦軸に用いた記号 $P$，$V$，$T$，$n$ はそれぞれ，気体の圧力，体積，絶対温度，物質量を示す。

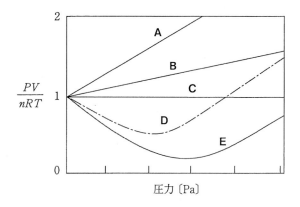

**問2**　17　次の物質**A**〜**F**のうちから，分子結晶を**形成しないもの**を**1つ**選べ。

| | | |
|---|---|---|
| **A**　水 | **B**　二酸化ケイ素 | **C**　二酸化炭素 |
| **D**　ナフタレン | **E**　ブドウ糖 | **F**　エタノール |

問3　**18**　次の反応の進行度とエネルギーの関連図に関する記述として，下の**A〜E**のうちから**誤っているもの**を1つ選べ。

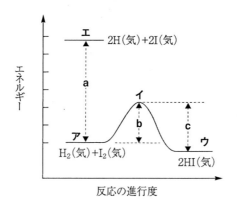

**A**　1 mol の $H_2$ と 1 mol の $I_2$ の結合エネルギーの和は，**a** である。

**B**　1 mol ずつの $H_2$ と $I_2$ が反応して 2 mol の HI を生成すると，（**c − b**）のエネルギーを熱として放出する。

**C**　状態**エ**は，$H_2$（気）　＋　$I_2$（気）　⟶　2 HI（気）の反応の活性化状態である。

**D**　**c** は，2 HI（気）　⟶　$H_2$（気）　＋　$I_2$（気）の反応に必要な活性化エネルギーである。

**E**　白金を触媒として用いた場合，状態**イ**のエネルギーは下がるが，状態**ア**と状態**ウ**のエネルギーは変わらない。

問4　**19**　次の図のように容器1に $1.2 \times 10^5$ Pa の窒素を，容器2にある量の酸素を入れてから，一定温度でコックを開き，気体を完全に混合したところ，窒素と酸素の分圧の比は 3：1 になった。混合前の容器2の酸素の圧力〔Pa〕に最も近い数値を，下の**A〜F**のうちから**1つ**選べ。ただし，コック部分の体積は無視できるものとする。

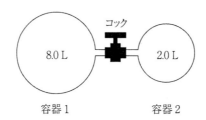

**A**　$0.40 \times 10^5$　　**B**　$1.2 \times 10^5$　　**C**　$1.6 \times 10^5$

**D**　$3.2 \times 10^5$　　**E**　$6.4 \times 10^5$　　**F**　$9.6 \times 10^5$

問5　┌──┐
　　 │ 20 │　次の図は，電解液にリン酸水溶液を用いた水素－酸素燃料電池の模式図である。電
　　 └──┘
極 X に，毎分一定量の水素を通じたとき，10 分間の放電により，$9.65 \times 10^7$ C の電気量が得られた。通
じた水素は，標準状態で毎分何 L か。最も近い数値を，下の **A〜F** のうちから **1つ** 選べ。ただし，通じ
た水素のうち，平均して 40％の水素が反応したとする。

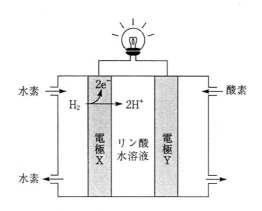

| | | |
|---|---|---|
| **A**　$1.1 \times 10^3$ | **B**　$2.8 \times 10^3$ | **C**　$5.6 \times 10^3$ |
| **D**　$1.1 \times 10^4$ | **E**　$2.8 \times 10^4$ | **F**　$5.6 \times 10^4$ |

Ⅴ 次の文を読み，**問1～問5**に答えよ。（20点）

　分子式 $C_{16}H_{22}O_4$ で表される芳香族エステル化合物**ア**を用いて次の操作を行い，**ア**の構造を決定した。

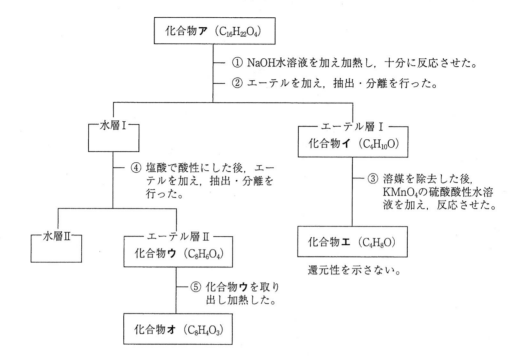

**問1** ＿21＿ 化合物**ア**に当てはまる構造式を，次の**A～I**のうちから**1つ**選べ。

**A**　　　　　　　　**B**　　　　　　　　**C**

**D**　　　　　　　　　　　　**E**

**F**　　　　　　　　　　　　**G**

**H**　　　　　　　　　　　　**I**

**問2** ＿22＿ ①の反応，②の抽出に用いる器具および上層溶液の組合せとして最も適切なものを，次の**A～H**のうちから**1つ**選べ。

|   | ①の反応 | ②の抽出に用いる器具 | ②の抽出における上層溶液 |
|---|---|---|---|
| **A** | 酸化反応 | ビーカー | エーテル層 |
| **B** | 酸化反応 | ビーカー | 水層 |
| **C** | 酸化反応 | 分液ろうと | エーテル層 |
| **D** | 酸化反応 | 分液ろうと | 水層 |
| **E** | 加水分解反応 | ビーカー | エーテル層 |
| **F** | 加水分解反応 | ビーカー | 水層 |
| **G** | 加水分解反応 | 分液ろうと | エーテル層 |
| **H** | 加水分解反応 | 分液ろうと | 水層 |

問3　[23]　化合物**イ**の構造異性体のうち，過マンガン酸カリウムと反応してカルボン酸を生成するものは何種類あるか。次の**A**～**F**のうちから，正しいものを**1つ**選べ。

A　1　　B　2　　C　3　　D　4　　E　5　　F　6

問4　[24]　化合物**ウ**に関する記述**A**～**E**のうちから，**誤っているもの**を**1つ**選べ。

A　2価のカルボン酸である。

B　同じ官能基をもち，その位置だけが異なる構造異性体が他に2種類ある。

C　飽和炭酸水素ナトリウム水溶液に加えると，泡を出しながら溶ける。

D　*p*-キシレンに過マンガン酸カリウムの硫酸酸性水溶液を反応させると得られる。

E　濃硫酸を触媒として用い，メタノールと反応させると，エステルを生じる。

問5　[25]　次の記述**A**～**E**のうちから，**誤っているもの**を**1つ**選べ。

A　化合物**イ**は，第二級アルコールである。

B　化合物**エ**は，ヨウ素および水酸化ナトリウム水溶液と反応すると黄色沈殿を生成する。

C　化合物**エ**は，化合物**イ**より沸点が低い。

D　化合物**オ**は，酸無水物である。

E　⑤の反応は，酸化反応である。

# 英　語

## 解答　31年度

### I

〔解答〕

問1　1　B　　2　C　　3　A　　4　A

問2　5　A　　6　D　　7　C　　8　A

〔出題者が求めたポイント〕

問1

1　c<u>o</u>st[ɔː] / d<u>o</u>ne[ʌ] / g<u>o</u>ne[ɔː] / l<u>o</u>st[ɔː]

2　beh<u>a</u>ve[ei] / del<u>a</u>y[ei] / gar<u>a</u>ge[aː] / s<u>a</u>le[ei]

3　gr<u>ou</u>p[uː] / bl<u>oo</u>d[ʌ] / c<u>ou</u>ntry[ʌ] / t<u>ou</u>gh[ʌ]

4　ch<u>ea</u>p[iː] / h<u>ea</u>d[e] / m<u>ea</u>nt[e] / inst<u>ea</u>d[e]

問2

5　mód-ern / oc-cúr / po-líte / suc-céed

6　ál-most / nó-tice / plás-tic / un-tíl

7　cáb-i-net / él-e-ment / um-brél-la / ú-su-al

8　ad-ván-tage / ín-dus-try / óp-po-site / sép-a-rate

### II

〔解答〕

問1　9　C　　10　B　　11　C　　12　B

　　13　D　　14　C　　15　D　　16　A

問2　17　E　　18　B

　　19　G　　20　C

　　21　G　　22　D

　　23　E　　24　G

〔出題者が求めたポイント〕

問1

9　rely on 〜「〜に頼る」。

10　think of A as B「A を B と見なす」。

11　place importance on 〜「〜を重視する」。

12　acceptable「好ましい、容認できる」。topic を修飾する形容詞が正解。

13　someone to talk to「話しかける（相手の）人」

14　must have Vp.p.「〜したに違いない」。

15　the man whose wife is from Japan「その妻が日本出身のあの男」。

16　I'm just looking.「見てるだけ（買うつもりはない）」。

問2　略

〔問題文訳〕

問1

9　困ったら、あなたはアドバイザーに頼ることができる。

10　花子はまだ神戸を自分の故郷だと見なしていた。

11　私の会社は宣伝を重視している。

12　死は、夕食の席において好ましい話題ではない。

13　気が重いときには、話しかける人が必要だ。

14　携帯が見つからない。私はそれをコーヒーショップに置き忘れたに違いない。

15　奥さんが日本出身のあの男が見えますか。

16　「新しいドレスをご試着されますか」「いいえ、結構です。見ているだけです」

問2

正解の英文

(1) The train ( had already departed <u>when</u> she <u>arrived</u> at the ) station.

(2) The charity ( concert is <u>to</u> be <u>held</u> next Sunday ).

(3) The leading actress ( looks much <u>younger</u> than <u>she</u> really is ).

(4) The ( man couldn't <u>make</u> himself <u>understood</u> in French ).

### III

〔解答〕

問1　B　　問2　C　　問3　D　　問4　C

問5　A　　問6　D　　問7　B　　問8　A

〔出題者が求めたポイント〕

問1　What can I do for you today?「あなたのために私は今日何ができますか」が直訳。

問2　get an idea of the cost「費用に関する考えを得る」が直訳。

問3　動詞の shell には、「殻から取り出す」という意味がある。

問4　「誕生日にあげたいもの」だから「特別なもの」が正解。

問5　郵便局員の第4発話に、nuts can only be sent if they have been removed from the shell とある。

問6　郵便局員の第4発話に、There are also special regulations regarding raw nuts that only allow them to be sent if they are in a package that is lighter than two kilograms とある。

問7　設問訳「小包を送る問題を扱うために、マイケルが最初に郵便局員に提案した解決策のひとつは何か」

選択肢訳

A　マイケルは、ペカンの代わりにアーモンドを兄に送るつもりだと示唆した。

B　マイケルは、2キログラム以下のナッツの小包を送るつもりだと示唆した。←マイケルの第4発話に一致

C　マイケルは、ナッツを送るのに真空パックの袋を使うつもりだと示唆した。

D　マイケルは、より大きい包みを使うつもりだと示唆した。

問8　設問訳「小包を送る問題を扱うために、郵便局員はどんな解決策を提案したか」

選択肢訳

A　マイケルは、殻なしペカンナッツの小さい包みを買うべきだ。←郵便局員の第5発話に一致

B　マイケルは、より大きい包みを使うべきだ。

　　C　マイケルは、自分で真空パックの容器の中にアー
　　　モンドを入れるべきだ。
　　D　マイケルは、カリフォルニアの郵便局から兄に小
　　　包を送るべきだ。
〔全訳〕
マイケルは郵便局に荷物を送ります。
郵便局員：はい、お客様。今日のご用件は何でしょうか。
マイケル：オーストラリアの兄に荷物を送りたいのです
　　　　　が。
郵便局員：かしこまりました。まず、費用を見るために
　　　　　重さをはかりましょう。うーん、３キログラムを少
　　　　　し超えていますね。パッケージには何が入っていま
　　　　　すか。
マイケル：ここジョージア産のペカンナッツを送るつも
　　　　　りです。オーストラリアではあまり簡単に買えない
　　　　　のです。しかも、我々がここで入手するナッツほど
　　　　　新鮮ではありません。
郵便局員：ナッツはまだ殻つきですか、それとも殻をむ
　　　　　いたものですか。
マイケル：まだ殻がついています。その方が新鮮で一番
　　　　　おいしいからです。
郵便局員：本当に申し訳ないですが、残念ながらこれを
　　　　　オーストラリアに送ることができません。オースト
　　　　　ラリアには厳格な郵便規制があり、ナッツは殻をむ
　　　　　いた場合にのみ送ることができるのです。また、そ
　　　　　れが２キログラムより軽い包みに入っている場合に
　　　　　のみ郵送を許可する、生ナッツに関する特別な規制
　　　　　もあるのです。
マイケル：それでは、殻をむいて２キログラム以下の包
　　　　　みに入れれば大丈夫でしょうか。
郵便局員：いいえ。真空パックされる必要があり、それ
　　　　　は通常、加工工場で行われることです。これをご自
　　　　　身でされるのは現実的ではないと思います。包装前
　　　　　に殻を取り除いたナッツの、より小さい包みを彼に
　　　　　買ってあげることをお勧めします。この地域の店で
　　　　　殻なしペカンを見つけることができるはずです、さ
　　　　　もなければ、カリフォルニア産のアーモンドか他の
　　　　　製品を彼に送ってあげることはできるでしょう。
マイケル：アドバイスや提案をありがとう。殻なしペカ
　　　　　ンの包みを見つけることにします。そして、もし見
　　　　　つからなければ、彼が一番欲しいと思うものを考え
　　　　　る必要がありますね。誕生日プレゼントなので、特
　　　　　別なものであってほしいのです。彼はオーストラリ
　　　　　アに長い間滞在しているので、今年はプレゼント
　　　　　としてアメリカ的なものを彼にあげようと思います。
　　　　　彼は長年家に帰っていません。だから、彼が少年の
　　　　　頃ここで楽しんだ何かをありがたく思うだろうと、
　　　　　私は考えるのです。

Ⅳ
〔解答〕
問１　B　　問２　C　　問３　C

問４　B　　問５　A　　問６　C
〔出題者が求めたポイント〕
問１　分詞構文が入るので、calling が正解。
問２
問３　文脈から、「～を欠く」の lack が正解。
問４　Although は接続詞、Even は副詞、Regards は
　　　名詞、いずれも文構造上入らない。Depending on ～
　　　「～によって」。構造的にも意味的にも入る。
問５　nor can it be は、否定語の nor が文頭に出たため、
　　　it と can が入れ替わる倒置が起きている。as far as
　　　we know「我々が知る限り」
問６　動物は今ここのことのみを伝達しないが、人間は
　　　過去や未来、遠い場所のことも伝達できる、という文
　　　章全体の論旨から C を選ぶ。
〔全訳〕
　あなたのペットの猫が家に帰ってきて、「ニャー」と
鳴き声を上げてあなたの足元に立つとき、あなたはこの
猫のメッセージを、目の前の時と場所に関するものだと
理解するだろう。あなたが猫に、どこにいて何をしてい
たのかを尋ねても、あなたはたぶん同じ「ニャー」とい
う反応を得るだろう。動物のコミュニケーションは、こ
の瞬間、今ここだけのために意図されているようだ。そ
れは、時と場所において遠く離れた出来事を述べるため
には効果的に使えない。あなたの犬が「グルルル」と言
うとき、それは「今この瞬間のグルルル」を意味する。
なぜなら犬は、「昨夜の、向こうの公園でのグルルル」
を伝えることができないからだ。一方、人間の言語の使
い手は、通常、「昨夜の、向こうの公園でのグルルル」
に相当するメッセージを作ることができ、さらに、「実
は、明日戻ってもう少しやるつもりだ」と言うこともで
きる。人間は過去と未来の時に言及することができるの
だ。人間の言語のこの特性は、ディスプレイスメント（移
動現象）と呼ばれる。このおかげで、言語の使い手は、
目前の環境には存在しないことや出来事について話すこ
とができる。動物のコミュニケーションは一般にこの性
質を欠くと考えられている。
　ミツバチのコミュニケーションは、ある種のディスプ
レイスメントがあるように見えるので、小さな例外と見
なすことができる。例えば、ミツバチは蜜の供給源を見
つけて巣箱に戻ったとき、他のミツバチにこの蜜のあり
かを知らせるために、複雑な一連のダンスを踊ることが
できる。踊りの種類（近くを示す回るダンスや、遠くを
示す様々なテンポの尻尾を振るダンス）によって、他の
ミツバチは新しく発見されたごちそうを見つける場所が
分かるのだ。確かに、ミツバチは他のミツバチを食料源
に向かわせることができる。しかし、それは最新の食料
源でなければならない。それは、「先週末に訪れた、町
の反対側にあるあのおいしいバラの茂みではない」。ま
た、我々が知る限り、近い将来ミツバチの楽園で見つか
る花の蜜でもない。

# V

〔解答〕

39 E　　40 D　　41 B　　42 J　　43 C

〔出題者が求めたポイント〕

※子犬と大人の犬の対比が２回(E → C と B → D)あることに注目する。

A「子犬よりも大人の犬を飼った方がよい」
　　↓
E「子犬をしつけるのが大変な例」
　　↓
C「大人の犬はすでにしつけられている」
　　↓
B「子犬はエネルギーがあり、飼い主を疲れさせる」
　　↓
D「大人の犬はおとなしいので、飼い主は楽だ」

〔全訳〕

A

ペットの犬を飼うことを考えている人の多くは、子犬を飼う決断をする。人が子犬を飼う理由はたくさんある。結局のところ、子犬はかわいいし、フレンドリーだし、そして遊び好きだ。しかし、たとえ子犬が良いペットになるとしても、代わりに大人の犬を飼うことを考えるべき十分な理由がある。

E

子犬を手に入れると、あなたはお行儀を教える必要がある。子犬がよくしつけられていること、つまり子犬が家の中のトイレには行かないことを確認する必要がある。お客に飛び乗ったり、あなたの靴に噛みついたりしないように子犬を教える必要がある。首縄と呼ばれる特別なロープにつないで歩くように子犬を訓練する必要がある。これは大変な作業だ。

C

一方、大人の犬を飼っているときは、すでによくしつけられている可能性があり、首縄を付けて歩く方法も知っている可能性が十分ある。また、ほとんどの大人の犬は、飛び乗ったり噛んだりして欲しくないものに飛び乗ったり噛んだりしない。

B

子犬はまた、多大のエネルギーがあり、常に遊びたがる。これは楽しいこともあるが、あなたは子犬が欲するほど遊びたくないかも知れない。子犬は常に一晩中寝ているわけでもないし、あなたがテレビを見ている間、常にあなたを寛がせてくれるわけでもない。

D

対照的に、大人の犬の多くは、あなたが遊びたいと思う時間を待ってくれるだろう。さらに、彼らはあなたが眠っているときに眠り、あなたのすぐ横のソファで、喜んでテレビを見てくれる。

# 化　学

## 解答　　31年度

## Ⅰ

**〔解答〕**

問1① E　問2② A　問3③ D　問4④ A　問5⑤ C

**〔出題者が求めたポイント〕**

物質の構成

**〔解答のプロセス〕**

問1①　純物質には固有の融点，沸点があるが，混合物には固有の融点，沸点はない。設問の物質のうち混合物は空気，食酢，日本酒，石油，海水，牛乳である。

問2②　同素体は同じ元素の単体で構造，性質の異なるもの同士で，酸素 $O_2$ とオゾン $O_3$ が該当する。Bは同位体，Cは別の元素の単体，Dは合金，Eは同じ化合物で三態の異なるもの　である。

問3③　A,Eともに有機化合物　　B,Cともに無機物質　　D 炭酸ナトリウムは無機化合物，メタンは有機化合物

問4④　A 正　水素以外の原子の原子核は陽子と中性子から成るが，水素の大部分を占める $^1H$ には中性子はない。　B 原子番号は陽子の数　　C 質量数は陽子と中性子の数の和である。　D 陽子と中性子の質量はほぼ同じである。　E 同位体ではない。別の元素である。

問5⑤　設問中の元素のうち典型元素は Al(13族)，Mg(2族)，Sn(14族)，Sr(2族)，Pb(14族)で，他は遷移元素である。

## Ⅱ

**〔解答〕**

問1⑥ C　問2⑦ E　問3⑧ D　問4⑨ E　問5⑩ C

**〔出題者が求めたポイント〕**

化学の基礎法則，物質量，酸・塩基，酸化剤

**〔解答のプロセス〕**

問1⑥　Aはアボガドロの法則，Bは気体反応の法則，Cは質量保存の法則，Dは定比例の法則，Eはドルトンの原子説　を述べている。よってCが正。

問2⑦　標準状態で112mLの窒素は

$$\frac{112\,\text{mL}}{22400\,\text{mL/mol}} = 0.00500\,\text{mol}$$

その質量は　$28\,\text{g/mol} \times 0.00500\,\text{mol} = 0.14\,\text{g}$

よってEが正

問3⑧　$H^+$ を与える物質が酸，$H^+$ を受け取る物質が塩基なので $H^+$ の移動の方向を考える。

A　$H_2O \longrightarrow NH_3$　　$H_2O$ は酸

B　$HCl \longrightarrow HCO_3^-$　　$HCl$ は酸

C　$H_2O \longrightarrow CO_3^{2-}$　　$H_2O$ は酸

D　$HCl \longrightarrow H_2O$　　$H_2O$ は塩基　…正

E　$HSO_4^- \longrightarrow H_2O$　　$HSO_4^-$ は酸

問4⑨　A,B 酸化剤でも還元剤でもない。

C,D 還元剤

$H_2S \longrightarrow S + 2H^+ + 2e^-$

$(COOH)_2 \longrightarrow 2CO_2 + 2H^+ + 2e^-$

E 酸化剤である。

$Cr_2O_7^{2-} + 14H^+ + 6e^- \longrightarrow 2Cr^{3+} + 7H_2O$

問5⑩　ある酸の濃度を $x$〔mol/L〕とすると，中和の関係　酸の物質量×価数＝塩基の物質量×価数　より

$$x\,[\text{mol/L}] \times \frac{10}{1000}\,\text{L} \times 1 = 0.10\,\text{mol/L} \times \frac{5.0}{1000}\,\text{L} \times 1$$

$$x = 0.050\,\text{mol}$$

pH $3.0 \Rightarrow [H^+] = 1.0 \times 10^{-3}\,\text{mol/L}$

酸の電離による $[H^+] = cn\alpha$

$= 0.050\,\text{mol/L} \times 1(価) \times \alpha$

$= 1.0 \times 10^{-3}\,\text{mol/L}$

$\alpha = 0.020$

## Ⅲ

**〔解答〕**

問1⑪ E　問2⑫ B　問3⑬ C　問4⑭ A　問5⑮ E

**〔出題者が求めたポイント〕**

無機物質

**〔解答のプロセス〕**

問1⑪　A 単体としては天然に存在しない。

B 光ファイバーは二酸化ケイ素。

C 二酸化ケイ素は水に溶けない。水ガラスの成分はケイ酸ナトリウム。

D 酢酸と塩基 $\longrightarrow$ ギ酸と濃硫酸　　E 正

問2⑫　A 正

$$CaSO_4 \cdot \frac{1}{2}H_2O + \frac{3}{2}H_2O \longrightarrow CaSO_4 \cdot 2H_2O$$

B 誤り　還元力 $\longrightarrow$ 酸化力

$HClO + H^+ + 2e^- \longrightarrow Cl^- + H_2O$

C 正　半導体という。　D 正　　E 正

問3⑬　A 正　酸化力の順は，$F_2 > Cl_2 > Br_2 > I_2$

B 正　$Cl_2 + H_2O \rightleftarrows HCl + HClO$

C 誤り　塩化水素 $\longrightarrow$ 塩素　塩化水素では反応しない。

$2KBr + Cl_2 \longrightarrow 2KCl + Br_2$

D 正

E, F 正　HF は弱酸，HCl, HBr, HI は強酸。

問4⑭　Mg が該当　$Mg + 2HCl \longrightarrow MgCl_2 + H_2$

NaOH には溶けない。

Al, Zn, Sn は両性金属で，塩酸にも水酸化ナトリウムにも溶ける。Ag と Cu はどちらにも溶けない。

問5⑮　一般に2配位の錯イオンは直線形，4配位の錯イオンは正四面体形，6配位の錯イオンは正八面体形であり，$[Zn(NH_3)_4]^{2+}$ は正四面体形，$[Ag(NH_3)_2]^+$ は直線形である。$[Cu(NH_3)_4]^{2+}$ は4配位であるが，他と異なり正方形である。Eが正。

# Ⅳ

**〔解答〕**

問1 16 C　問2 17 B　問3 18 C　問4 19 C　問5 20 B

**〔出題者が求めたポイント〕**

気体，結晶，化学反応とエネルギー，燃料電池

**〔解答のプロセス〕**

問1 16　理想気体は分子の体積がなく分子間に分子間力が働かない気体なので，気体の状態方程式に厳密に従い，$PV/nRT$ の値は常に1である。Cが正。

問2 17　A，C，D，E，Fは分子から成る物質で結晶は分子結晶であるが，Bの二酸化ケイ素 $SiO_2$ には分子がなく，結晶は共有結合結晶である。Bが正。

問3 18　A 正　　B 正　$c-b$ は $H_2$（気）＋$I_2$（気）と 2HI（気）とのエネルギー差で反応熱を示している。
C 誤り　活性化状態は $H_2$，$I_2$ と HI とが結合した中間の状態（イ）で，原子に分かれた状態（エ）ではない。
D 正　　E 正

問4 19　混合前の容器2の圧力を $x$〔Pa〕，混合後の窒素と酸素の分圧を $p_1$〔Pa〕，$p_2$〔Pa〕とすると，ボイルの法則より

$$1.2\times10^5\text{〔Pa〕}\times8.0\text{L}=p_1\text{〔Pa〕}\times10.0\text{L}\quad\cdots①$$
$$x\text{〔Pa〕}\times2.0\text{L}=p_2\text{〔Pa〕}\times10.0\text{L}\quad\cdots②$$

$\dfrac{①}{②}$ より，$\dfrac{1.2\times10^5\times4}{x}=\dfrac{p_1}{p_2}$

$p_1:p_2=3:1$ であるから

$$x\text{〔Pa〕}=\frac{1.2\times10^5\text{Pa}\times4}{3}=1.6\times10^5\text{〔Pa〕}$$

問5 20　$H_2\longrightarrow2H^++2e^-$
1分間に $x$〔L〕の $H_2$ が流れると10分間には $10x$〔L〕で，$\dfrac{10x}{22.4}$〔mol〕。1mol の $H_2$ が反応すると 2mol の $e^-$ が流れるから，流れた $e^-$ は，$\dfrac{10x}{22.4}\times2\times\dfrac{40}{100}$ mol。
これをクーロンに換算すると

$$9.65\times10^4\text{C/mol}\times\frac{10x}{22.4}\times2\times\frac{40}{100}\text{ mol}=9.65\times10^7\text{C}$$
$$x=2800\fallingdotseq2.8\times10^3\text{〔L/min〕}$$

# Ⅴ

**〔解答〕**

問1 21 C　問2 22 G　問3 23 B　問4 24 D　問5 25 E

**〔出題者が求めたポイント〕**

有機化合物の推定，反応

**〔解答のプロセス〕**

問1 21　エステル(ア)を加水分解して得られる化合物(イ)は分子式よりアルコール $C_4H_9OH$ である。よって化合物(ウ)はカルボン酸で，加熱により $H_2O$ がとれているから2価カルボン酸 $C_6H_4(COOH)_2$。よってエステル(ア)は $C_6H_4(COOC_4H_9)_2$，分子式 $C_{16}H_{22}O_4$ で題意と合致する。
化合物(ウ)は容易に脱水するから，オルト二置換体の

フタル酸

化合物(イ)を酸化して得られる化合物(エ)は還元性を示さないのでケトンで，炭素数よりエチルメチルケトン $CH_3CH_2COCH_3$（分子式 $C_4H_8O$），化合物(イ)は酸化によりケトンを生じるから第二級アルコールの2-ブタノール $CH_3CH_2CH(OH)CH_3$，従って化合物(ア)はフタル酸と2-ブタノールのジエステル。

となる。

問2 22　①エステルの加水分解反応である。
②分離している2液を分けるには分液ろうとを用いる。このときジエチルエーテルの密度は水より小さい（$0.71\,\text{g/cm}^3$）のでエーテル層は上，水層は下になる。よってGが正。

問3 23　化合物(イ)（分子式 $C_4H_{10}O$）にはアルコール4種類，エーテル3種類の構造異性体があり，酸化されてカルボン酸になるのは第一級アルコールの2種類（次式a, c）である。
$C_4H_9OH$ の構造異性体
(a) $CH_3-CH_2-CH_2-CH_2-OH$
(b) $CH_3-CH_2-CH(OH)-CH_3$
(c) $CH_3-CH-CH_2-OH$（CH₃枝）
(d) $CH_3-C-CH_3$（CH₃枝，OH）

(b)は第二級アルコールで酸化によりケトンになる …化合物(イ)
(d)は第三級アルコールで，酸化されない。

問4 24　化合物(ウ)は（オルト二置換体 COOH, COOH）　A 正
B 正　メタ二置換体とパラ二置換体の2種

イソフタル酸　　　テレフタル酸

C 正　カルボン酸は炭酸より強い酸である。
$RCOOH+NaHCO_3\longrightarrow RCOONa+H_2O+CO_2$
D 誤　テレフタル酸が生じる。　E 正

問5 25　A 正　　B 正　$CH_3CO-$構造があり反応する。
$CH_3COCH_2CH_3+3I_2+4NaOH$
$\longrightarrow CHI_3+CH_3CH_2COONa+3NaI+3H_2O$
ヨードホルム

C 正　アルコールは$-OH$ の部分で水素結合をするので沸点が高くなる。
D 正　酸無水物の無水フタル酸である。

（構造式：COOH, COOH → (ウ) → CO, CO (オ) + H₂O）

E 誤　酸化 → 分子内脱水。

2018.11.24　神戸学院大学

「英語・化学」解答用紙

対象学部・学科

| 学部・学科 | 学部 | 学科 |
|---|---|---|
| | 薬 | 薬 |

フリガナ

氏　名

受験番号欄

（受験番号を記入し、その下のマーク欄にマークしてください）

| 百万位 | 十万位 | 万位 | 千位 | 百位 | 十位 | 一位 |
|---|---|---|---|---|---|---|

欠席者マーク　○　← 監督者記入

(5150)

**基礎的な適性調査（英語に関する内容）**

| 解答番号 | 解答欄 |
|---|---|
| 1 | |
| 2 | |
| 3 | |
| 4 | |
| 5 | |
| 6 | |
| 7 | |
| 8 | |
| 9 | |
| 10 | |
| 11 | |
| 12 | |
| 13 | |
| 14 | |
| 15 | |

| 解答番号 | 解答欄 |
|---|---|
| 16 | |
| 17 | |
| 18 | |
| 19 | |
| 20 | |
| 21 | |
| 22 | |
| 23 | |
| 24 | |
| 25 | |
| 26 | |
| 27 | |
| 28 | |
| 29 | |
| 30 | |

| 解答番号 | 解答欄 |
|---|---|
| 31 | |
| 32 | |
| 33 | |
| 34 | |
| 35 | |
| 36 | |
| 37 | |
| 38 | |
| 39 | |
| 40 | |
| 41 | |
| 42 | |
| 43 | |

**基礎的な適性調査（化学に関する内容）**

| 解答番号 | 解答欄 |
|---|---|
| 1 | |
| 2 | |
| 3 | |
| 4 | |
| 5 | |
| 6 | |
| 7 | |
| 8 | |
| 9 | |
| 10 | |
| 11 | |
| 12 | |
| 13 | |

| 解答番号 | 解答欄 |
|---|---|
| 14 | |
| 15 | |
| 16 | |
| 17 | |
| 18 | |
| 19 | |
| 20 | |
| 21 | |
| 22 | |
| 23 | |
| 24 | |
| 25 | |

この解答用紙は124％に拡大すると、ほぼ実物大になります

# 平成30年度

# 問 題 と 解 答

# 英　語

## 問題

### 11月25日試験

Ⅰ 各問に答えよ。(16点)

問1 　1　～　4　において，下線部の発音が他と**異なるもの**を，それぞれの**A～D**のうちから**1つ**選べ。

| | | | | | | | |
|---|---|---|---|---|---|---|---|
| 1 | **A** grow<u>s</u> | **B** know<u>s</u> | **C** tell<u>s</u> | **D** work<u>s</u> |

| | | | | | | | |
|---|---|---|---|---|---|---|---|
| 2 | **A** pro<u>g</u>ress | **B** <u>g</u>reat | **C** <u>g</u>iant | **D** re<u>g</u>ret |

| | | | | | | | |
|---|---|---|---|---|---|---|---|
| 3 | **A** b<u>oa</u>t | **B** abr<u>oa</u>d | **C** fl<u>oa</u>t | **D** thr<u>oa</u>t |

| | | | | | | | |
|---|---|---|---|---|---|---|---|
| 4 | **A** def<u>ea</u>t | **B** ch<u>ea</u>t | **C** sw<u>ea</u>t | **D** wh<u>ea</u>t |

問2 　5　～　8　において，最も強く読む音節の位置が他と**異なるもの**を，それぞれの**A～D**のうちから**1つ**選べ。

| | | | | | | | |
|---|---|---|---|---|---|---|---|
| 5 | **A** cli-mate | **B** en-tire | **C** ef-fort | **D** scis-sors |

| | | | | | | | |
|---|---|---|---|---|---|---|---|
| 6 | **A** anx-ious | **B** con-quer | **C** im-age | **D** tech-nique |

| | | | | | | | |
|---|---|---|---|---|---|---|---|
| 7 | **A** at-ten-tion | **B** a-chieve-ment | **C** rec-om-mend | **D** con-clud-ed |

| | | | | | | | |
|---|---|---|---|---|---|---|---|
| 8 | **A** ex-per-i-ment | **B** in-ves-ti-gate | **C** con-sid-er-ing | **D** nev-er-the-less |

Ⅱ　各問に答えよ。(32点)

問1　**9**〜**16**　において，空所を満たすのに最も適切なものを，それぞれのA〜Dのうちから
1つ選べ。

**9**　The doctor said that the operation wouldn't take long, ☐ was true.
A　it　　　B　and　　　C　what　　　D　which

**10**　The team had to give up because the situation was ☐ their control.
A　down　　　B　beyond　　　C　up　　　D　into

**11**　It ☐ that I had made a mistake in my calculation.
A　made out　　　B　took out　　　C　went out　　　D　turned out

**12**　I wanted to split the bill but John insisted ☐ paying.
A　into　　　B　on　　　C　with　　　D　for

**13**　Who is the boy ☐ the game over there?
A　watching　　　B　watched　　　C　watches　　　D　has watched

**14**　This town is ☐ to the construction of a factory.
A　opposed　　　B　against　　　C　favor　　　D　for

**15**　We hope ☐ meet the new girl at the party.
A　on　　　B　at　　　C　for　　　D　to

**16**　The dog ☐ from home.
A　ran away　　　B　run away　　　C　running away　　　D　to run away

問2　| 17 |～| 24 |　次の日本文の意味を表すように(1)～(4)それぞれのＡ～Ｇを最も適切な順序に並べかえたとき，3番目と5番目にくるものを選べ。

(1)　カレンに私達を手伝ってくれるか尋ねていただけませんか。

Would you ［　　　］［　　　］| 17 |［　　　］| 18 |［　　　］［　　　］us out?

A　asking　　　　B　if　　　　　　C　Karen　　　　D　help

E　mind　　　　　F　would　　　　G　she

(2)　私は運よく，失くした鍵を見つけた。

I was ［　　　］［　　　］| 19 |［　　　］| 20 |［　　　］［　　　］lost.

A　that I　　　　B　to　　　　　　C　lucky　　　　D　the key

E　enough　　　　F　find　　　　　G　had

(3)　サッカーをしていた若い男達は，とてものどが渇いていた。

The ［　　　］［　　　］| 21 |［　　　］| 22 |［　　　］［　　　］.

A　who　　　　　B　young　　　　C　playing soccer　　D　thirsty

E　men　　　　　F　were　　　　　G　were very

(4)　停止するまで，シートベルトを締めて座席に座っていてください。

Please remain ［　　　］［　　　］| 23 |［　　　］| 24 |［　　　］［　　　］a stop.

A　with　　　　　B　until　　　　C　to　　　　　　D　seated

E　we come　　　F　your seatbelt　G　fastened

**Ⅲ** 次の会話文の空所 | 25 |～| 32 | を満たすのに最も適切なものを，それぞれの**A**～**D**のうちから**1**つ 選べ。（16点）

*Two women are talking in a coffee shop.*

Mayumi : Hello, Noriko!　I haven't seen you since July.　How have you been?

Noriko : Hello, Mayumi.　I've been busy | 25 | I last saw you.　My family takes a vacation for two weeks every summer in early August, and I made all the travel arrangements this year.

Mayumi : Now I know why you were so busy.　Where did you go?

Noriko : Originally, we wanted to go to Sweden.　Our family has visited southern Europe in the | 26 |, so this summer I wanted to visit northern Europe.　However, the Japanese yen has been quite | 27 | recently, so hotels in Sweden seemed expensive.　After doing some research, I realized that central Europe provided better value.

Mayumi : I don't know much about central Europe.　| 28 |?

Noriko : Yes, very.　We visited the Czech Republic.　Everyone really enjoyed it and found it fascinating.

Mayumi : The Czech Republic!　Isn't Prague in the Czech Republic?

Noriko : That's right.　We spent most of our time in Prague since there was so much to see and do there.　However, we also wanted to see Vienna, so we took a train to Austria | 29 |.

Mayumi : I would love to visit Vienna!　Perhaps you can help me plan a trip for my family next year.　I don't know if we can get | 30 | for two weeks, though.　Do you think we can see both Prague and Vienna if we only have one week of vacation time?

Noriko : | 31 |.　You just need to plan your trip well.　My | 32 | is to spend three days in each place.　You will need about one day for travel between the two cities if you use the trains, but you might want to consider flying in order to save time.

Mayumi : That sounds like a good idea.　Thanks a lot!

| 25 | **A** for **B** while **C** since **D** at

| 26 | **A** past **B** scenery **C** world **D** day

| 27 | **A** weak **B** money **C** usual **D** exchange

| 28 | **A** Was it interested **B** Was it interesting
**C** Was it tired **D** Were you tiring

**29**
A during the second month of our vacation
B during the second time of our vacation
C during the second week of our vacation
D during the second place of our vacation

**30**
A after    B to    C their    D away

**31**
A No, it's not possible    B Yes, of course
C No, you shouldn't    D Yes, you have some

**32**
A advice    B wonder    C suggest    D consider

Ⅳ 次の英文を読んで，各問に答えよ。(21点)

**A** They often invite friends over for a meal, a party, or just for coffee and conversation. Many North Americans have fairly large homes with a large area for parking cars, so it is easy and common to have people over. It is also cheaper than meeting at a coffee shop or restaurant, and they get to know each other better without the background noise common to a public place. Here are the kinds of things people say when they invite someone to their home:

"Would you like to come over for dinner Saturday night?"

"Hey, we're having a party on Friday. **ア** "

**B** To reply to an invitation, either say thank you and accept using a reply such as "Thanks, I'd love to. What time would you like me to come?" or say you're sorry and give an excuse, such as "Oh, sorry. I have tickets for a movie."

Sometimes, however, people use expressions that sound like invitations but which are not real invitations. For example:

"Please come over for a drink sometime."

"Let's get together for lunch soon."

"Why don't you come over and see us sometime soon?"

These are really just polite ways of ending a conversation. They are not real invitations because they don't mention a specific time or date. They just show that the person is trying to be friendly.

**C** To reply to expressions like these, people just say "Sure, that would be great!" or "OK, yes, thanks."

**D** So the next time you hear what sounds like an invitation, listen carefully. Is it a real
(イ)
invitation or is the person just being friendly?

Jack C. Richards, Jonathan Hull & Susan Proctor (1990) *Interchange English for International Communication 1* を参考に作成

問1 **33** 空所 **ア** を満たすのに最も適切なものを，**A〜D**のうちから**1つ**選べ。

**A** Can you come? **B** Are you sure?

**C** Please try one. **D** Don't worry about it.

問2 **34** 下線部 （イ） が意味するものを，**A〜D**のうちから**1つ**選べ。

**A** You should say yes.

**B** You should try to understand the real meaning.

**C** You should invite the other person to your home.

**D** You should respond quickly to the invitation.

問3 　35 　本文の内容に**合致しないもの**を，A～Dのうちから1つ選べ。

**A** 招待したくない時でも，まず，相手の都合の良い日時を尋ねる。

**B** 招待に対しては「ありがとう。何時に行けばいいですか。」などと答える。

**C** 会話の終わりには「いつか私の家に来ませんか。」と言うこともある。

**D** 北アメリカでは家は比較的大きいので，人を家に招待するのはかなり一般的である。

問4 　36 　次の文は本文中の空所 　A 　～ 　D 　のどこにあてはめると最も適切か。A～Dのうちから1つ選べ。

People enjoy entertaining at home in Canada and the United States.

問5 　37 　・ 　38 　において本文の内容に合致するように，書き出しに続く最も適切なものを，それぞれのA～Dのうちから1つ選べ。

　37 　When a person wants to accept an invitation, he or she might say "＿＿＿＿＿＿."

**A** Sounds happy 　　**B** Sounds polite 　　**C** Sounds busy 　　**D** Sounds good

　38 　When people in America or Canada want to entertain guests, the ＿＿＿＿＿＿.

**A** guests are invited to visit the host's home

**B** hosts provide a polite way of ending a conversation

**C** hosts do not mention a time or date

**D** guests must listen carefully in order to be friendly

**V** 以下の **A ～ E** の英文は，本来は **A の部分から始まる**一つのまとまった文章だが，設問のために **B ～ E** は順番がばらばらになっている。**B ～ E** を正しく並べ替えたとき，設問 39 ～ 43 に該当する記号を答えよ。なお，次に続くものがなく，それ自身が文章の最後である場合には，**J** をマークせよ。(15点)

| 39 | **A** の次に続くもの |
|----|----|
| 40 | **B** の次に続くもの |
| 41 | **C** の次に続くもの |
| 42 | **D** の次に続くもの |
| 43 | **E** の次に続くもの |

**A**  Kent Wilson's alarm clock rings at 5:30 a.m. every morning.   Kent is a dog walker, which means he gets paid to take other people's dogs for a walk when the owners are at work or on vacation.

**B**  Once the dogs have spent an hour playing in the park or on the beach, Kent puts them back in his van.   He takes each dog home and feeds it, staying until the dog finishes.   Then Kent picks up another five dogs.   Kent takes 15 dogs for a walk every morning, and it keeps him quite busy.

**C**  Kent says "I can usually finish around noon, and then go back home and relax a bit and have lunch.   I love dogs and I take good care of them, plus I get exercise too.   This job is very hard work and walking so many dogs keeps me busy from early in the morning, but I love it."

**D**  After he has breakfast, Kent picks up five dogs from their homes and takes them to the park in his van.   The dogs run around together, and Kent throws balls for them to chase. Sometimes he takes them to the beach if the sun is shining.

**E**  In the evening, Kent will also feed other pets for people when they are away.   "I take care of all kinds of pets, such as cats, rabbits, mice and fish," says Kent.   Those animals are easier than dogs, as he doesn't need to take them outside and he can take care of them at night.   "But I don't have any pets of my own," says Kent.   " I don't have time to look after them!"

Gillian Flaherty, James Bean & Shinichi Harada (2016) *Break Away 1* を参考に作成

# 化　学

## 問題

30年度

### 11月25日試験

次の $\boxed{I}$ ～ $\boxed{IV}$ の各設問の解答を，指示に従ってそれぞれの解答群（**A**，**B**，**C**，…）のうちから選んで解答用紙にマークせよ。

必要であれば，定数および原子量は次の値を用いよ。標準状態は，0℃，$1.0 \times 10^5$ Pa とする。なお，問題文中の体積の単位記号 L は，リットルを表す。

（定　数）気体定数　　$R = 8.3 \times 10^3$ Pa·L/(K·mol)

ファラデー定数　$F = 9.65 \times 10^4$ C/mol

アボガドロ定数　$N_A = 6.02 \times 10^{23}$/mol

（原子量）H　1.0　　He　4.0　　C　12　　N　14　　O　16　　Na　23　　Mg　24

Al　27　　S　32　　Cl　35.5　　Ar　40　　K　39　　Ca　40　　Mn　55

Fe　56　　Cu　64　　Zn　65　　Ag　108　　Pb　207

$\boxed{I}$　次の**問1**～**問5**に答えよ。（25点）

**問1**　$\boxed{1}$　身のまわりの出来事と，それに関係する反応や変化の組合せとして**誤っているもの**を，次の**A**～**F**のうちから1つ選べ。

|  | 身のまわりの出来事 | 反応や変化 |
|---|---|---|
| A | 漂白剤を使うと，洗濯物が白くなった。 | 酸化・還元 |
| B | 水にぬれたままの衣服をしばらく着ていたら，身体が冷えた。 | 蒸発 |
| C | 夜空に上がった花火がさまざまな色を示した。 | 炎色反応 |
| D | 衣装ケースの中に入れてあったナフタレンを主成分とする防虫剤が小さくなった。 | 風解 |
| E | 包装の中にシリカゲルが入れてあったので，中の食品が湿らなかった。 | 吸着 |
| F | 炭酸水素ナトリウムを主成分とするベーキングパウダーを用い，オーブンで焼いてケーキをふくらませた。 | 熱分解 |

問2　2　天然での存在比が 75：25 である $^{35}X$ と $^{37}X$ のそれぞれが，$^{23}Y$ と 1：1 の比率で結合してできる化合物の平均式量に最も近い数値を，次の**A〜F**のうちから**1つ**選べ。ただし，原子の相対質量は質量数に等しいものとする。

**A** 58.0　　**B** 58.5　　**C** 59.0　　**D** 59.5　　**E** 60.0　　**F** 95.0

問3　3　次の図は物質の状態変化を示したものである。図中の①〜③の現象と関連した下の記述**ア〜ウ**の正誤の組合せとして正しいものを，その下の**A〜H**のうちから**1つ**選べ。

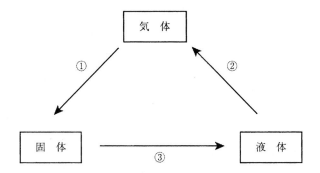

**ア**　外が寒いとき，窓ガラスの内側が曇るのは①の現象である。

**イ**　洗濯物が乾くのは②の現象である。

**ウ**　ドライアイスが小さくなるのは③の現象である。

|   | A | B | C | D | E | F | G | H |
|---|---|---|---|---|---|---|---|---|
| ア | 正 | 正 | 正 | 正 | 誤 | 誤 | 誤 | 誤 |
| イ | 正 | 正 | 誤 | 誤 | 正 | 正 | 誤 | 誤 |
| ウ | 正 | 誤 | 正 | 誤 | 正 | 誤 | 正 | 誤 |

問4　4　次の分離操作**A〜E**において，分液ろうとを用いて抽出するものはどれか。最も適切なものを**1つ**選べ。

**A**　ヨウ素ヨウ化カリウム水溶液からヨウ素を分離する。

**B**　少量の硫酸銅（Ⅱ）が混在する硝酸カリウムから硝酸カリウムを分離する。

**C**　塩化ナトリウム水溶液から塩化ナトリウムを分離する。

**D**　液体空気から酸素を分離する。

**E**　鉄粉が混ざったガソリンから鉄粉を分離する。

**問5**　　5　　次の**ア〜ウ**で示されたものを比較したとき，物質量(mol)の大小関係として最も適切な
ものを，下の**A〜F**のうちから**1つ**選べ。

**ア**　11.7 g の塩化ナトリウム

**イ**　2.70 g の水に含まれる水素原子

**ウ**　標準状態で，4.48 L の水素中の電子

**A**　ア＞イ＞ウ　　　**B**　ア＞ウ＞イ　　　**C**　イ＞ア＞ウ

**D**　イ＞ウ＞ア　　　**E**　ウ＞ア＞イ　　　**F**　ウ＞イ＞ア

Ⅱ 次の**問1**〜**問5**に答えよ。（25点）

**問1** 6 次の電子配置をもつ原子**ア**〜**オ**に関する下の記述**A**〜**F**のうちから，適切なものを**2つ**選べ。ただし，図の中心の灰色の丸（ ）は原子核を，黒色の丸（●）は電子を，同心円は電子殻を，それぞれ表す。

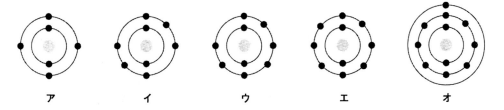

ア イ ウ エ オ

**A** 第1イオン化エネルギーが最も小さいものは**ウ**である。

**B** 電子親和力が最も大きいものは**オ**である。

**C** 最も安定な電子配置をもち，化合物をつくりにくいものは**エ**である。

**D** 単体で共有結合の結晶をつくるものは**ア**である。

**E** **イ**と**ウ**の原子の大きさを比較すると，**イ**の方が小さい。

**F** **イ**の原子には質量数が14，中性子の数が8の同位体が考えられる。

**問2** 7 細かく砕いた大理石2.20 g に十分量の希塩酸を加えたところ，標準状態で448 mL の気体が発生した。大理石中の炭酸カルシウムのみが反応し，その反応は完全に行われたものとすると，大理石中の炭酸カルシウムの含有率(%)はいくらか。最も近い数値を，次の**A**〜**F**のうちから**1つ**選べ。

**A** 22.7　　**B** 34.9　　**C** 45.7　　**D** 68.2　　**E** 90.9　　**F** 100

**問3** 8 中和滴定に関する次の記述**ア**〜**ウ**の正誤の組合せとして正しいものを，下の**A**〜**H**のうちから**1つ**選べ。

**ア** ビュレット，ホールピペット，メスフラスコは使用する溶液で内壁を洗ってから使用する。

**イ** 弱塩基の水溶液を強酸で中和滴定する際の指示薬には，メチルオレンジを用いる。

**ウ** 水酸化ナトリウム1.0 g を溶かした100 mL の水溶液を完全に中和するには，0.25 mol/L の硫酸が20 mL 必要である。

|  | A | B | C | D | E | F | G | H |
|---|---|---|---|---|---|---|---|---|
| **ア** | 正 | 正 | 正 | 正 | 誤 | 誤 | 誤 | 誤 |
| **イ** | 正 | 正 | 誤 | 誤 | 正 | 正 | 誤 | 誤 |
| **ウ** | 正 | 誤 | 正 | 誤 | 正 | 誤 | 正 | 誤 |

問4　9　ハロゲンとその化合物に関する次の記述ア～ウの正誤の組合せとして正しいものを，下の A～H のうちから1つ選べ。

ア　単体はいずれも二原子分子である。

イ　単体と水素との反応性は，原子番号が小さいほど高い。

ウ　ハロゲン化水素はすべて水によく溶け，その水溶液は強酸性を示す。

|   | A | B | C | D | E | F | G | H |
|---|---|---|---|---|---|---|---|---|
| ア | 正 | 正 | 正 | 正 | 誤 | 誤 | 誤 | 誤 |
| イ | 正 | 正 | 誤 | 誤 | 正 | 正 | 誤 | 誤 |
| ウ | 正 | 誤 | 正 | 誤 | 正 | 誤 | 正 | 誤 |

問5　10　次の記述ア～ウにあてはまる金属の組合せとして最も適切なものを，下の A～H のうちから1つ選べ。

ア　常温で液体の金属であり，蒸気は神経をおかし，きわめて有毒である。

イ　乾電池の電極や5円硬貨の成分として使われ，水酸化物は塩酸，水酸化ナトリウム水溶液およびアンモニア水に溶解する。

ウ　2価のイオンには還元力があり，4価のイオンに酸化されやすい。青銅の成分である。

|   | ア | イ | ウ |
|---|----|----|----|
| A | 水銀 | 銀 | 鉛 |
| B | 水銀 | 銀 | スズ |
| C | 水銀 | 亜鉛 | 鉛 |
| D | 水銀 | 亜鉛 | スズ |
| E | 白金 | 銀 | 鉛 |
| F | 白金 | 銀 | スズ |
| G | 白金 | 亜鉛 | 鉛 |
| H | 白金 | 亜鉛 | スズ |

**Ⅲ** 次の問1〜問5に答えよ。(25点)

**問1** 　11　 濃硫酸に関する次の記述A〜Eのうちから，**誤っているもの**を1つ選べ。

A 無色の重い不揮発性の液体で，粘性が高い。

B 吸湿性が強く，乾燥剤として用いられる。

C 加熱すると，強い酸化作用を示す。

D 有機化合物に対する脱水作用がある。

E 銅を加えて加熱すると，三酸化硫黄が生じる。

**問2** 　12　 カルシウムとその化合物に関する次の記述A〜Eのうちから，**誤っているもの**を1つ選べ。

A 単体は，水と反応して水素を発生する。

B 石灰水に呼気を通じると，白濁する。

C 塩化物は水に溶けにくいが，硫酸塩は水によく溶ける。

D 水酸化物の水溶液は，強い塩基性を示す。

E 炭酸塩を強熱すると分解し，二酸化炭素を発生する。

**問3** 　13　 次の物質A〜Hのうちから，下線部の原子の酸化数が最も大きいものを1つ選べ。

A $\underline{Cl}_2$ 　　　 B $\underline{P}_2O_5$ 　　　 C $\underline{Mn}O_2$ 　　　 D $\underline{Na}^+$

E $\underline{S}O_4^{2-}$ 　　　 F $K\underline{Mn}O_4$ 　　　 G $K_2\underline{Cr}_2O_7$ 　　　 H $\underline{C}O_2$

**問4** 　14　 酸化還元反応に関する次の記述A〜Eのうちから，**誤っているもの**を2つ選べ。

A 酸化還元反応では，還元剤が酸化される。

B 硫酸酸性水溶液中で，過マンガン酸カリウムは過酸化水素で酸化される。

C 硫酸銅(Ⅱ)水溶液に鉄を入れると，銅(Ⅱ)イオンは還元され，赤色の銅が析出する。

D ナトリウムと水の反応では，ナトリウムが還元される。

E 過酸化水素は，反応する物質によっては，還元剤としてはたらく。

**問5** 　15　 次の金属イオンと配位子で生成する錯イオンの，配位数と立体構造の組合せA〜Eのうちから，**誤っているもの**を2つ選べ。

|  | 金属イオン | 配位子 | 配位数 | 立体構造 |
|---|---|---|---|---|
| A | $Ag^+$ | $NH_3$ | 4 | 正方形 |
| B | $Cu^{2+}$ | $NH_3$ | 4 | 正方形 |
| C | $Zn^{2+}$ | $OH^-$ | 4 | 正四面体形 |
| D | $Fe^{2+}$ | $CN^-$ | 4 | 正四面体形 |
| E | $Fe^{3+}$ | $CN^-$ | 6 | 正八面体形 |

Ⅳ 次の**問1**〜**問4**に答えよ。(25点)

**問1** 0.20 mol/L の1価の酸の水溶液 10 mL を，ある塩基の水溶液で中和滴定したところ，塩基の水溶液の滴下量と pH の関係は，次の図のようになった。 16 ・ 17 に答えよ。

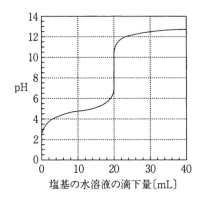

16 この滴定に関する次の記述**ア**〜**ウ**の正誤の組合せとして正しいものを，下の**A**〜**H**のうちから**1つ**選べ。

**ア** この1価の酸は強酸である。

**イ** この滴定に適した指示薬はフェノールフタレインである。

**ウ** この滴定に用いた塩基の水溶液を用いて，0.10 mol/L の硫酸 10 mL を中和滴定すると，中和に要する滴下量は 10 mL である。

|   | A | B | C | D | E | F | G | H |
|---|---|---|---|---|---|---|---|---|
| **ア** | 正 | 正 | 正 | 正 | 誤 | 誤 | 誤 | 誤 |
| **イ** | 正 | 正 | 誤 | 誤 | 正 | 正 | 誤 | 誤 |
| **ウ** | 正 | 誤 | 正 | 誤 | 正 | 誤 | 正 | 誤 |

17 滴定に用いた塩基の水溶液として最も適切なものを，次の**A**〜**F**のうちから**1つ**選べ。

**A** 0.050 mol/L のアンモニア水

**B** 0.050 mol/L の水酸化ナトリウム水溶液

**C** 0.10 mol/L のアンモニア水

**D** 0.10 mol/L の水酸化ナトリウム水溶液

**E** 0.20 mol/L のアンモニア水

**F** 0.20 mol/L の水酸化ナトリウム水溶液

問2　18　次の図は，硝酸カリウムの溶解度曲線である。この図をもとにして，下の記述の
ア　～　ウ　に入る数値に最も近い数値の組合せを，その下のA～Hのうちから1つ選べ。

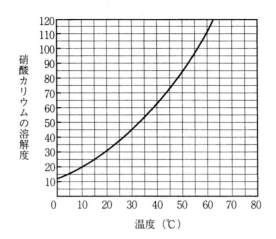

　50℃における硝酸カリウムの飽和水溶液 100 g 中に，硝酸カリウムは　ア　g溶けている。その
飽和水溶液を 15℃ まで冷却すると，　イ　g の硝酸カリウムが析出し，析出した硝酸カリウム
を 15℃ ですべて溶かすには，最低　ウ　g の水をさらに加える必要がある。

|   | ア | イ | ウ |
|---|---|---|---|
| A | 85 | 60 | 180 |
| B | 85 | 60 | 240 |
| C | 85 | 32 | 100 |
| D | 85 | 32 | 130 |
| E | 46 | 32 | 100 |
| F | 46 | 32 | 130 |
| G | 46 | 21 | 63 |
| H | 46 | 21 | 84 |

問3　19　次の**ア**〜**エ**の各物質 1 g を，100 g の水にそれぞれ溶かした溶液がある。凝固点を高い順に並べたとき，最も適切なものを，下の**A**〜**H**のうちから**1つ**選べ。

**ア** 塩化カリウム　　**イ** 塩化マグネシウム　　**ウ** グルコース　　**エ** スクロース

**A** ア＞イ＞ウ＞エ　　**B** ア＞イ＞エ＞ウ　　**C** イ＞ア＞ウ＞エ

**D** イ＞ア＞エ＞ウ　　**E** ウ＞エ＞ア＞イ　　**F** ウ＞エ＞イ＞ア

**G** エ＞ウ＞ア＞イ　　**H** エ＞ウ＞イ＞ア

問4　20　電池に関する次の記述**A**〜**E**のうちから，**誤っているもの**を**1つ**選べ。

**A** 電子が流れ込んで還元反応が起こる電極は，負極である。

**B** ダニエル電池では，電子が亜鉛板から銅板に向かって流れる。

**C** 電池内で酸化還元反応に直接かかわる物質を，活物質という。

**D** リチウムイオン電池は二次電池である。

**E** 水素と酸素は，燃料電池に用いられている。

# 英　語

## 解答

30年度

推　薦

## I

〔解答〕

問1　1　D
　　　2　C
　　　3　B
　　　4　C
問2　5　B
　　　6　D
　　　7　C
　　　8　D

〔出題者が求めたポイント〕

問1

1　A, B, C は [z]。D は [s]。
2　A, B, D は [g]。C は [dʒ]。
3　A, C, D は [ou]。B は [ɔː]。
4　A, B, D は [iː]。C は [e]。

問2

5　A, C, D は第1音節にアクセント。B は第2音節にアクセントがある。
6　A, B, C は第1音節にアクセント。D は第2音節にアクセントがある。
7　A, B, D は第2音節にアクセント。C は第3音節にアクセントがある。
8　A, B, C は第2音節にアクセント。D は第4音節にアクセントがある。

## II

〔解答〕

問1　 9　D
　　　10　B
　　　11　D
　　　12　B
　　　13　A
　　　14　A
　　　15　D
　　　16　A
問2　(1)　17 C　　18 G
　　　(2)　19 B　　20 D
　　　(3)　21 A　　22 C
　　　(4)　23 F　　24 B

〔出題者が求めたポイント〕

問1

9　前文内容を先行詞とする、コンマ＋which。
10　beyond one's control「（人）の制御が及ばない」。
11　It turns out that ～「～ということが判明する」。
12　insist on Ving「～することを主張する」。
13　watching は後ろから前の the boy を修飾する。
14　be opposed to ～「～に反対する」。

15　hope to V「～したいと望む」。
16　述語動詞の部分なので、A が正解。

問2

正解の英文

(1)　Would you ( mind asking Karen if she would help ) us out?
(2)　I was ( lucky enough to find the key that I had ) lost.
(3)　The ( young men who were playing soccer were very thirsty ).
(4)　Please remain ( seated with your seatbelt fastened until we come to ) a stop.

## III

〔解答〕

25　C
26　A
27　A
28　B
29　C
30　D
31　B
32　A

〔出題者が求めたポイント〕

25　since ～「～以来」。
26　in the past「過去において」。
27　「日本円が弱い」とは、他の通貨に比べて安い、ということ。
28　it が指すものは、central Europe なので、B が正解。
29　会話の冒頭で、2週間の休暇と言っているので、C が正解。
30　get away「（旅行などに）出かける」。
31　1週間の休暇でも大丈夫、という文脈なので、B が正解。
32　advice「アドバイス、助言」。

〔全訳〕

二人の女性がコーヒーショップで話をしている。

マユミ：こんにちは、ノリコ！　7月から会ってないわね。元気だった？

ノリコ：こんにちは、マユミ！　最後に会ってからずっと忙しかったわ。私の家族は毎年8月初旬に2週間の休暇を取るの。そして今年は、旅行の手配をすべて私がやったの。

マユミ：だからそんなに忙しかったのね。どこへ行ったの？

ノリコ：もともとはスウェーデンに行きたかったの。私の家族は過去に南ヨーロッパに行ったことがあって。だから私は今年の夏、北ヨーロッパを訪問したかったの。でも、最近日本円がとても弱くて、

スウェーデンのホテルが高いように思えたの。少し調べてみて、中部ヨーロッパの方がお値打ちだと気づいたのよ。

マユミ：中部ヨーロッパってあまり知らないわ。そこは面白いの？

ノリコ：ええ、とても。チェコ共和国へ行ったわ。みんなそこを楽しんだし、魅力的だと思ったわ。

マユミ：チェコ共和国！　プラハはチェコ共和国にあるのよね？

ノリコ：その通り。そこには見たりやったりすることがたくさんあったから、私たちはプラハでほとんどの時間を過ごしたわ。でも、ウイーンも見たかったから、休暇の第2週目には列車でオーストリアへ行ったの。

マユミ：私もウイーンに行きたい！　多分、来年の私の家族旅行の計画作りは手伝ってもらえるわね。2週間休めるかどうか分からないけどね。休暇が1週間しかなくてもプラハとウイーンの両方見れると思う？

ノリコ：ええ、もちろんよ。うまく旅行の計画を立てるだけよ。私のアドバイスは、どちらの場所でも3日過ごす、というものね。列車を使えば、二つの都市の移動にほぼ1日必要でしょうね。でも、時間を節約するために、飛行機を考慮したいかもね。

マユミ：いい考えのようね。ありがとう！

## Ⅳ

〔解答〕

問1　A
問2　B
問3　A
問4　A
問5　37　D
　　　38　A

〔出題者が求めたポイント〕

問1　パーティに人を誘う文脈なので、Aが正解。

問2　下線部（イ）の意味は、「慎重に聴きなさい」だから、Bが正解。

問3　Aの内容は本文に書かれていない。

問4　挿入文は、全文の要旨になるので、文の最初にあるのが適切。

問5

37　会話における「いいね」はSounds good が一般的な言い方。

38　設問訳　アメリカやカナダの人が客を歓待したいとき、〜。

　　選択肢訳

A　客はもてなす主人の自宅に来るよう招待される

B　主人は会話を終わらせる丁寧なやり方を提供する

C　主人は日時を言わない

D　客は友好的であるために慎重に聴かねばならない

〔全訳〕

　アメリカとカナダでは、人々は自宅での歓待を楽しむ。彼らはしばしば、食事、パーティ、または単にコーヒーと会話のために友人を招待する。多くの北米人は駐車場用の広い場所と、かなり大きな家を持っているので、人を招待するのは容易でよくあることなのだ。また、コーヒーショップやレストランで会うよりも安上がりで、公共の場所にありがちな背景の雑音なしにお互いをよく知ることができる。人を自宅に招待するときに人々が言うことの例は次の通り。

　「土曜の夜に夕食に来ませんか？」

　「ねえ、金曜日にパーティをするよ。来れる？」

　招待に返答するには、感謝を述べて、「ありがとう、喜んで。何時に行けばよいですか？」という返答で受諾するか、あるいは、謝って、「ああ、ごめんなさい。映画のチケットがあるのです」というような言い訳をすることだ。

　しかし、時に人は、招待のように聞こえるが、実際はそうでない表現を使用する。例えば、

　「いつか飲みに来てください」

　「そのうち一緒に昼食をとりましょう」

　「近々こちらに来て、我々と会いませんか？」

　これらは実際、単に会話を終わらせる丁寧なやり方すぎない。これらは本当の招待ではない。なぜなら、特定の日時を述べていないからだ。これらはその人が友好的であろうとしていることを示しているにすぎない。こうした表現に返答するのに、人々は単に、「もちろん、それはいいね！」とか「オッケー、分かった、ありがとう」と言うだけだ。

　だから、次回招待のように聞こえたときは慎重に聴きなさい。それは本当の招待なのか、あるいはその人が単に友好的なだけなのかを。

## Ⅴ

〔解答〕

39　D
40　C
41　E
42　B
43　J

〔出題者が求めたポイント〕

各段落を時系列順に並べるようにする。A→D→B→C→Eの順になる。

〔全文訳（正しく並べ替えたもの）〕

A　ケント・ウィルソンの目覚まし時計は、毎朝午後5時30分に鳴る。ケントは犬の散歩代行者で、それは、飼い主が仕事や休暇中、彼らの犬を散歩に連れて行くことで金をもらう仕事だ。

D　ケントは朝食を取った後、5匹の犬をその自宅から引き取り、バンで彼らを公園に連れて行く。犬は一緒に走り回り、ケントは彼らが追いかけるようにボールを投げる。時には、太陽が照っていると、彼は犬たち

をビーチに連れて行くことがある。

B　いったん犬が公園やビーチで1時間遊んで過ごすと、ケントは彼らをバンに戻す。彼はそれぞれの犬を自宅に連れ帰り、エサを与え、犬が寝るまで一緒にいる。その後、ケントは別の5匹の犬を連れ出す。ケントは毎朝15匹の犬を散歩に連れて行く。それで彼はとても忙しい。

C　ケントは語る。「通常、正午頃に終わり、帰宅してちょっとリラックスして昼食を取ることができる。私は犬が大好きで、よく世話をします。私も運動ができます。この仕事はとても大変ですし、とても多くの犬を歩かせるので、早朝から私は忙しいですが、私はこの仕事が好きなのです」。

E　ケントは夕方には、不在中の人の他のペットにもエサをやる。「私は、ネコ、ウサギ、ネズミ、魚など、あらゆる種類のペットの世話をします」とケントは言う。これらの動物は犬より簡単だ。なぜなら、外に連れて行く必要がなく、夜世話ができるからだ。「でも、私は自分のペットは持っていません」とケントは言う。「私には彼らの世話をする時間がないのです！」

# 化　学

## 解　答

### 30年度

推　薦

## I

〔解答〕

①D　②B　③F　④A　⑤F

〔出題者が求めたポイント〕

物質の構成，状態変化，式量と物質量

〔解答のプロセス〕

問1 ① (A)正　漂白剤が汚れを酸化して無色の物質に変える。　(B)正　水の蒸発熱が身体から奪われる。
(C)正　　(D)誤　ナフタレン（固体）が気体になる＝昇華
(E)正　シリカゲルは乾燥剤で，空気中の水分を吸着する。　(F)正　炭酸水素ナトリウムが熱分解して二酸化炭素を出すためふくらむ。

$$2NaHCO_3 \longrightarrow Na_2CO_3 + H_2O + CO_2$$

問2 ② X の平均相対質量＝同位体の（相対質量×存在

比）の和 $= 35 \times \dfrac{75}{100} + 37 \times \dfrac{25}{100} = 35.5$

XY の式量 $= 35.5 + 23 = 58.5$

問3 ③ (ア)誤　空気中の水蒸気（気体）が水（液体）になる（凝縮）ためで，②の逆の変化。
(イ)正　水が蒸発して水蒸気になるため。
(ウ)誤　ドライアイス（固体）が気体になる（昇華）ためで，①の逆の変化。

問4 ④ (A)正　エーテルを加えてヨウ素を抽出し，分液ろうとで分離する。　(B)〜(E)では分液ろうとは用いない。　(B)は再結晶してろ紙でろ過，(C)蒸発皿で蒸発乾固，(D)蒸留器で分留，(E)ろ紙でろ過

問5 ⑤ (ア)NaCl $= 58.5$　$\dfrac{11.7\,g}{58.5\,g/mol} = 0.200\,mol$

(イ)$H_2O$（分子量 18）1 分子に H 2 原子が含まれるから

$$\dfrac{2.70\,g}{18\,g/mol} \times 2 = 0.300\,mol$$

(ウ)$H_2$ 1 分子中の電子は 2 個であるから

$$\dfrac{4.48\,L}{22.4\,L/mol} \times 2 = 0.400\,mol$$

## II

〔解答〕

⑥C, D　⑦E　⑧F　⑨B　⑩D

〔出題者が求めたポイント〕

原子，純度の計算，中和滴定，ハロゲン，金属

〔解答のプロセス〕

問1 ⑥ 電子の数より(ア)は C，(イ)は O，(ウ)は F，(エ)は Ne，(オ)は Na である。
(A)アルカリ金属元素（Na，オ）の第一イオン化エネルギーは小さい。　(B)ハロゲン元素（F，ウ）の電子親和力は大きい　(C)正　希ガス元素（Ne，エ）は電子配置が安定で，反応しない。　(D)正　単体で共有結合の結晶

をつくるのは炭素（ア），ケイ素である。　(E)同周期元素では希ガス元素を除いて原子番号の大きい元素ほど陽子が多く，電子を引き付ける力が強いので，原子半径は小さい。　(F)陽子は　14−8＝6 個　で，イではない。

問2 ⑦ $CaCO_3 + 2HCl \longrightarrow CaCl_2 + H_2O + CO_2$
大理石中の $CaCO_3$ の物質量は $CO_2$ と同じなので，その質量は

$$100\,g/mol \times \dfrac{448\,mL}{22400\,mL/mol} = 2.00\,g$$

よって含有率は　$\dfrac{2.00\,g}{2.20\,g} \times 100 = 90.9\%$

問3 ⑧ (ア)誤　メスフラスコには正しく量を測った試薬を入れるので，純水以外の物質で濡れていてはいけない。ビュレット，ホールピペットには正確な濃度の溶液を入れるので，使用する溶液以外の物質で濡れていてはいけない。　(イ)正　得られた塩が加水分解して弱酸性を示すので，変色域が弱酸性である指示薬を用いる。　(ウ)誤　中和の関係　酸の物質量×価数＝塩基の物質量×価数　より硫酸の必要量を求めると

$$\dfrac{1.0\,g}{40\,g/mol} \times 1 = 0.25\,mol/L \times \dfrac{x}{1000}\,L \times 2$$

$$x = 50\,[mL]$$

問4 ⑨ (ア)正　　(イ)正　　(ウ)誤　HF は弱酸，HCl，HBr，HI は強酸である。

問5 ⑩ (ア)常温で液体の金属は水銀のみ。単体や化合物は有毒である。　(イ)乾電池の負極は亜鉛，5 円貨は亜鉛と銅の合金（真ちゅう）である。亜鉛，酸化亜鉛，水酸化亜鉛は両性である。

$$Zn(OH)_2 + 2HCl \longrightarrow ZnCl_2 + 2H_2O$$
$$Zn(OH)_2 + 2NaOH \longrightarrow Na_2[Zn(OH)_4]$$
$$Zn(OH)_2 + 4NH_3 \longrightarrow [Zn(NH_3)_4](OH)_2$$

(ウ)青銅はスズと銅の合金。塩化スズ（II）は還元剤。

$$Sn^{2+} \longrightarrow Sn^{4+} + 2e^-$$

## III

〔解答〕

⑪E　⑫C　⑬F　⑭B, D　⑮A, D

〔出題者が求めたポイント〕

無機物，酸化数，酸化還元

〔解答のプロセス〕

問1 ⑪ (A)〜(D)正
(C)$H_2SO_4 + 2H^+ + 2e^- \longrightarrow SO_2 + 2H_2O$
(E)誤　三酸化硫黄 ⟶ 二酸化硫黄
$$Cu + 2H_2SO_4 \longrightarrow CuSO_4 + 2H_2O + SO_2$$

問2 ⑫ (A)正　$Ca + 2H_2O \longrightarrow Ca(OH)_2 + H_2$
(B)正　石灰水は水酸化カルシウム水溶液
$$Ca(OH)_2 + CO_2 \longrightarrow CaCO_3（白）+ H_2O$$
(C)誤　$CaCl_2$ は水によく溶け，$CaSO_4$ は水に溶け難い。

(D), (E)正　(E) $CaCO_3 \longrightarrow CaO + CO_2$

問3 13　下線部の原子の酸化数を求めると

(A)単体なので0

(B)$2x + (-2) \times 5 = 0$　$x = +5$

(C)$x + (-2) \times 2 = 0$　$x = +4$

(D)単原子イオンなので+1

(E)$x + (-2) \times 4 = -2$　$x = +6$

(F)$(+1) + x + (-2) \times 4 = -1$　$x = +7$

(G)$(+1) \times 2 + 2x + (-2) \times 7 = 0$　$x = +6$

(H)$x + (-2) \times 2 = 0$　$x = +4$

問4 14　(A)正　(B)誤　過マンガン酸カリウムは酸化剤で、過酸化水素を酸化する。　(C)正　鉄の方がイオン化傾向が大きく、$Cu^{2+}$ に電子を与え（還元し）、銅の単体が生じる。　$Fe + Cu^{2+} \longrightarrow Fe^{2+} + Cu$
(D)誤　Na は $H_2O$ に電子を与え（還元し）$Na^+$ になる。
$2Na + 2H_2O \longrightarrow 2NaOH + H_2$　(E)正　過酸化水素の酸素の酸化数は$-1$で、$-2$になる反応（相手を酸化し、自身は還元される）と、$0$になる反応（相手を還元し、自身は酸化される）を行うことができる。

問5 15　(A)誤　$Ag^+$ と $NH_3$ の錯イオンは配位数2、直線形の $[Ag(NH_3)_2]^+$ である。　(B),(C)正　同じ4配位でも $Cu^{2+}$ の錯イオンは正方形で、$Zn^{2+}$ の錯イオンは正四面体形である。　(D)誤　$Fe^{2+}$ と $CN^-$ の錯イオンは配位数6、正八面体形の $[Fe(CN)_6]^{4-}$ である。　(E)正

# Ⅳ

〔解答〕

16 F　17 D　18 F　19 G　20 A

〔出題者が求めたポイント〕

酸、塩基と中和滴定、溶解度、溶液の凝固点、電池

〔解答のプロセス〕

問1 16　(ア)誤　1価の強酸であれば $[H^+] = 0.20\,mol/L$　$pH = -\log_{10}(2 \times 10^{-1}) = 1 - \log_{10}2 < 1$　図で塩基の滴下量0のときのpHは3近いので弱酸である。
(イ)正　図で中和点（曲線の鉛直部）は弱塩基性域にあるので、変色域が弱塩基性域にあるフェノールフタレインは指示薬に適している。　(ウ)誤　用いた塩基を$n$価、濃度を$c\,[mol/L]$とすると中和の関係　酸の物質量×価数＝塩基の物質量×価数　より、前文の中和について

$$0.20\,mol/L \times \frac{10}{1000}L \times 1$$
$$= c\,[mol/L] \times \frac{20}{1000}L \times n \quad \cdots\cdots ①$$

(ウ)の塩基滴下量を$v\,[mL]$とすると

$$0.10\,mol/L \times \frac{10}{1000}L \times 2$$
$$= c\,[mol/L] \times \frac{v}{1000}[L] \times n \quad \cdots\cdots ②$$

①、②より　$v = 20\,[mL]$

17　弱酸に塩基を加えたときの中和点が弱塩基性であるから、加えた塩基は強塩基で NaOH である。加え

た塩基が弱塩基の場合、図のような pH の急激な変化は見られない。中和に必要な塩基水溶液は 20mL であるから、中和の関係　酸の物質量×価数＝塩基の物質量×価数　より、NaOH の濃度は

$$0.20\,mol/L \times \frac{10}{1000}L \times 1 = x\,[mol/L] \times \frac{20}{1000}L \times 1$$
$$x = 0.10\,[mol/L]$$

問2 18　(ア)図より 50℃の硝酸カリウムの溶解度は 84g/水 100g であるから

$$\frac{溶質量}{飽和溶液量} = \frac{84g}{100g + 84g} = \frac{x\,[g]}{100g}$$
$$x = 45.6 \fallingdotseq 46\,[g]$$

(イ)15℃の硝酸カリウムの溶解度は 25g/水 100g であるから、水 100g あたり、すなわち 50℃の飽和溶液 184g あたり、溶解度の差の　$84 - 25 = 59g$　の結晶が析出する。よって

$$\frac{結晶析出量}{飽和溶液量} = \frac{59g}{184g} = \frac{x\,[g]}{100g}$$
$$x = 32.0 \fallingdotseq 32\,g$$

(ウ)32g の硝酸カリウムを溶かすのに必要な水の量は

$$\frac{溶質量}{溶媒量} = \frac{25g}{100g} = \frac{32g}{x\,[g]}　x = 128 \fallingdotseq 130\,[g]$$

問3 19　溶液の凝固点降下度は溶質粒子（分子、イオン）の数に比例するから、各物質の溶質粒子の物質量を求める。　(ア) KCl = 74.5　$K^+$ と $Cl^-$ に電離するから

$$\frac{1g}{74.5\,g/mol} \times 2 \fallingdotseq \frac{1}{37}\,mol$$

(イ) $MgCl_2$ = 95　$Mg^{2+}$ と $2Cl^-$ に電離するから

$$\frac{1g}{95\,g/mol} \times 3 \fallingdotseq \frac{1}{32}\,mol$$

(ウ) $C_6H_{12}O_6$ = 180　電離しないから $\frac{1}{180}\,mol$

(エ) $C_{12}H_{22}O_{11}$ = 342　電離しないから $\frac{1}{342}\,mol$

よって凝固点降下度の順は　イ＞ア＞ウ＞エ
凝固点の順は　エ＞ウ＞ア＞イ

問4 20　(A)誤　亜鉛などの活物質が酸化され、電子が流れ出す極が負極、電子が流れ込み（電流が流れ出し）物質が還元される極が正極である。
(B)正　ダニエル電池は
$\ominus\,Zn\,|\,ZnSO_4aq\,|\,CuSO_4aq\,|\,Cu\,\oplus$　反応は
$Zn \longrightarrow Zn^{2+} + 2e^-$, $Cu^{2+} + 2e^- \longrightarrow Cu$
(C)~(E)正　(E)負極活物質が $H_2$、正極活物質が $O_2$ である。
$$H_2 \longrightarrow 2H^+ + 2e^-$$
$$O_2 + 4H^+ + 4e^- \longrightarrow 2H_2O$$

2017.11.25　神戸学院大学

# 「英語・化学」解答用紙

対象学部・学科

| 学部・学科 | 学部 | 学科 |
|---|---|---|
| | 薬 | 薬 |

フリガナ

氏名

受験番号欄

（受験番号を記入し、その下のマーク欄にマークしてください）

| 百万位 | 十万位 | 万位 | 千位 | 百位 | 十位 | 一位 |
|---|---|---|---|---|---|---|

欠席者マーク　〇　←　監督者記入

（5150）

---

**英語**（基礎的な適性調査）（英語に関する内容）

| 解答番号 | 解答欄 | 解答番号 | 解答欄 | 解答番号 | 解答欄 |
|---|---|---|---|---|---|
| 1 | Ⓐ Ⓑ Ⓒ Ⓓ Ⓔ Ⓕ Ⓖ Ⓗ Ⓘ ① | 16 | Ⓐ Ⓑ Ⓒ Ⓓ Ⓔ Ⓕ Ⓖ Ⓗ Ⓘ ① | 31 | Ⓐ Ⓑ Ⓒ Ⓓ Ⓔ Ⓕ Ⓖ Ⓗ Ⓘ ① |
| 2 | Ⓐ Ⓑ Ⓒ Ⓓ Ⓔ Ⓕ Ⓖ Ⓗ Ⓘ ① | 17 | Ⓐ Ⓑ Ⓒ Ⓓ Ⓔ Ⓕ Ⓖ Ⓗ Ⓘ ① | 32 | Ⓐ Ⓑ Ⓒ Ⓓ Ⓔ Ⓕ Ⓖ Ⓗ Ⓘ ① |
| 3 | Ⓐ Ⓑ Ⓒ Ⓓ Ⓔ Ⓕ Ⓖ Ⓗ Ⓘ ① | 18 | Ⓐ Ⓑ Ⓒ Ⓓ Ⓔ Ⓕ Ⓖ Ⓗ Ⓘ ① | 33 | Ⓐ Ⓑ Ⓒ Ⓓ Ⓔ Ⓕ Ⓖ Ⓗ Ⓘ ① |
| 4 | Ⓐ Ⓑ Ⓒ Ⓓ Ⓔ Ⓕ Ⓖ Ⓗ Ⓘ ① | 19 | Ⓐ Ⓑ Ⓒ Ⓓ Ⓔ Ⓕ Ⓖ Ⓗ Ⓘ ① | 34 | Ⓐ Ⓑ Ⓒ Ⓓ Ⓔ Ⓕ Ⓖ Ⓗ Ⓘ ① |
| 5 | Ⓐ Ⓑ Ⓒ Ⓓ Ⓔ Ⓕ Ⓖ Ⓗ Ⓘ ① | 20 | Ⓐ Ⓑ Ⓒ Ⓓ Ⓔ Ⓕ Ⓖ Ⓗ Ⓘ ① | 35 | Ⓐ Ⓑ Ⓒ Ⓓ Ⓔ Ⓕ Ⓖ Ⓗ Ⓘ ① |
| 6 | Ⓐ Ⓑ Ⓒ Ⓓ Ⓔ Ⓕ Ⓖ Ⓗ Ⓘ ① | 21 | Ⓐ Ⓑ Ⓒ Ⓓ Ⓔ Ⓕ Ⓖ Ⓗ Ⓘ ① | 36 | Ⓐ Ⓑ Ⓒ Ⓓ Ⓔ Ⓕ Ⓖ Ⓗ Ⓘ ① |
| 7 | Ⓐ Ⓑ Ⓒ Ⓓ Ⓔ Ⓕ Ⓖ Ⓗ Ⓘ ① | 22 | Ⓐ Ⓑ Ⓒ Ⓓ Ⓔ Ⓕ Ⓖ Ⓗ Ⓘ ① | 37 | Ⓐ Ⓑ Ⓒ Ⓓ Ⓔ Ⓕ Ⓖ Ⓗ Ⓘ ① |
| 8 | Ⓐ Ⓑ Ⓒ Ⓓ Ⓔ Ⓕ Ⓖ Ⓗ Ⓘ ① | 23 | Ⓐ Ⓑ Ⓒ Ⓓ Ⓔ Ⓕ Ⓖ Ⓗ Ⓘ ① | 38 | Ⓐ Ⓑ Ⓒ Ⓓ Ⓔ Ⓕ Ⓖ Ⓗ Ⓘ ① |
| 9 | Ⓐ Ⓑ Ⓒ Ⓓ Ⓔ Ⓕ Ⓖ Ⓗ Ⓘ ① | 24 | Ⓐ Ⓑ Ⓒ Ⓓ Ⓔ Ⓕ Ⓖ Ⓗ Ⓘ ① | 39 | Ⓐ Ⓑ Ⓒ Ⓓ Ⓔ Ⓕ Ⓖ Ⓗ Ⓘ ① |
| 10 | Ⓐ Ⓑ Ⓒ Ⓓ Ⓔ Ⓕ Ⓖ Ⓗ Ⓘ ① | 25 | Ⓐ Ⓑ Ⓒ Ⓓ Ⓔ Ⓕ Ⓖ Ⓗ Ⓘ ① | 40 | Ⓐ Ⓑ Ⓒ Ⓓ Ⓔ Ⓕ Ⓖ Ⓗ Ⓘ ① |
| 11 | Ⓐ Ⓑ Ⓒ Ⓓ Ⓔ Ⓕ Ⓖ Ⓗ Ⓘ ① | 26 | Ⓐ Ⓑ Ⓒ Ⓓ Ⓔ Ⓕ Ⓖ Ⓗ Ⓘ ① | 41 | Ⓐ Ⓑ Ⓒ Ⓓ Ⓔ Ⓕ Ⓖ Ⓗ Ⓘ ① |
| 12 | Ⓐ Ⓑ Ⓒ Ⓓ Ⓔ Ⓕ Ⓖ Ⓗ Ⓘ ① | 27 | Ⓐ Ⓑ Ⓒ Ⓓ Ⓔ Ⓕ Ⓖ Ⓗ Ⓘ ① | 42 | Ⓐ Ⓑ Ⓒ Ⓓ Ⓔ Ⓕ Ⓖ Ⓗ Ⓘ ① |
| 13 | Ⓐ Ⓑ Ⓒ Ⓓ Ⓔ Ⓕ Ⓖ Ⓗ Ⓘ ① | 28 | Ⓐ Ⓑ Ⓒ Ⓓ Ⓔ Ⓕ Ⓖ Ⓗ Ⓘ ① | 43 | Ⓐ Ⓑ Ⓒ Ⓓ Ⓔ Ⓕ Ⓖ Ⓗ Ⓘ ① |
| 14 | Ⓐ Ⓑ Ⓒ Ⓓ Ⓔ Ⓕ Ⓖ Ⓗ Ⓘ ① | 29 | Ⓐ Ⓑ Ⓒ Ⓓ Ⓔ Ⓕ Ⓖ Ⓗ Ⓘ ① | | |
| 15 | Ⓐ Ⓑ Ⓒ Ⓓ Ⓔ Ⓕ Ⓖ Ⓗ Ⓘ ① | 30 | Ⓐ Ⓑ Ⓒ Ⓓ Ⓔ Ⓕ Ⓖ Ⓗ Ⓘ ① | | |

---

**化学**（基礎的な適性調査）（化学に関する内容）

| 解答番号 | 解答欄 | 解答番号 | 解答欄 |
|---|---|---|---|
| 1 | Ⓐ Ⓑ Ⓒ Ⓓ Ⓔ Ⓕ Ⓖ Ⓗ Ⓘ ① | 13 | Ⓐ Ⓑ Ⓒ Ⓓ Ⓔ Ⓕ Ⓖ Ⓗ Ⓘ ① |
| 2 | Ⓐ Ⓑ Ⓒ Ⓓ Ⓔ Ⓕ Ⓖ Ⓗ Ⓘ ① | 14 | Ⓐ Ⓑ Ⓒ Ⓓ Ⓔ Ⓕ Ⓖ Ⓗ Ⓘ ① |
| 3 | Ⓐ Ⓑ Ⓒ Ⓓ Ⓔ Ⓕ Ⓖ Ⓗ Ⓘ ① | 15 | Ⓐ Ⓑ Ⓒ Ⓓ Ⓔ Ⓕ Ⓖ Ⓗ Ⓘ ① |
| 4 | Ⓐ Ⓑ Ⓒ Ⓓ Ⓔ Ⓕ Ⓖ Ⓗ Ⓘ ① | 16 | Ⓐ Ⓑ Ⓒ Ⓓ Ⓔ Ⓕ Ⓖ Ⓗ Ⓘ ① |
| 5 | Ⓐ Ⓑ Ⓒ Ⓓ Ⓔ Ⓕ Ⓖ Ⓗ Ⓘ ① | 17 | Ⓐ Ⓑ Ⓒ Ⓓ Ⓔ Ⓕ Ⓖ Ⓗ Ⓘ ① |
| 6 | Ⓐ Ⓑ Ⓒ Ⓓ Ⓔ Ⓕ Ⓖ Ⓗ Ⓘ ① | 18 | Ⓐ Ⓑ Ⓒ Ⓓ Ⓔ Ⓕ Ⓖ Ⓗ Ⓘ ① |
| 7 | Ⓐ Ⓑ Ⓒ Ⓓ Ⓔ Ⓕ Ⓖ Ⓗ Ⓘ ① | 19 | Ⓐ Ⓑ Ⓒ Ⓓ Ⓔ Ⓕ Ⓖ Ⓗ Ⓘ ① |
| 8 | Ⓐ Ⓑ Ⓒ Ⓓ Ⓔ Ⓕ Ⓖ Ⓗ Ⓘ ① | 20 | Ⓐ Ⓑ Ⓒ Ⓓ Ⓔ Ⓕ Ⓖ Ⓗ Ⓘ ① |
| 9 | Ⓐ Ⓑ Ⓒ Ⓓ Ⓔ Ⓕ Ⓖ Ⓗ Ⓘ ① | | |
| 10 | Ⓐ Ⓑ Ⓒ Ⓓ Ⓔ Ⓕ Ⓖ Ⓗ Ⓘ ① | | |
| 11 | Ⓐ Ⓑ Ⓒ Ⓓ Ⓔ Ⓕ Ⓖ Ⓗ Ⓘ ① | | |
| 12 | Ⓐ Ⓑ Ⓒ Ⓓ Ⓔ Ⓕ Ⓖ Ⓗ Ⓘ ① | | |

この解答用紙は124%に拡大すると、ほぼ実物大になります

平成29年度

問　題　と　解　答

# 英 語

## 問題

29年度

### 11月12日試験

Ⅰ 各問に答えよ。（16点）

問1 　1　～　4　において，下線部の発音が他と**異なるもの**を，それぞれの**A～D**のうちから
1つ選べ。

| 　1　 | A deal | B death | C head | D health |
|---|---|---|---|---|

| 　2　 | A large | B nurse | C person | D shirt |
|---|---|---|---|---|

| 　3　 | A hospital | B ocean | C policy | D soccer |
|---|---|---|---|---|

| 　4　 | A cancer | B character | C coach | D headache |
|---|---|---|---|---|

問2 　5　～　8　において，最も強く読む音節の位置が他と**異なるもの**を，それぞれの**A～D**の
うちから1つ選べ。

| 　5　 | A sal-ad | B be-come | C cof-fee | D lan-guage |
|---|---|---|---|---|

| 　6　 | A ac-tion | B art-ist | C au-tumn | D ar-rive |
|---|---|---|---|---|

| 　7　 | A mem-ber | B num-ber | C re-move | D sym-bol |
|---|---|---|---|---|

| 　8　 | A ac-ci-dent | B im-por-tant | C va-ca-tion | D mu-si-cian |
|---|---|---|---|---|

Ⅱ 各問に答えよ。（32点）

問1  9 ～ 16 において，空所を満たすのに最も適切なものを，それぞれの**A～D**のうちから
1つ選べ。

9  We enjoyed ☐ at the party.

**A** we **B** our **C** us **D** ourselves

10  Please be ☐ fake Facebook accounts.

**A** careful of **B** care of **C** carefully **D** carefully of

11  This book was ☐ by a famous author.

**A** write **B** wrote **C** written **D** had written

12  Your mother ☐ worried about you.

**A** must **B** must be **C** can **D** able to

13  Who is the girl ☐ us there?

**A** looking **B** to look **C** looking at **D** to look at

14  This is the university ☐ I want to study English.

**A** that **B** which **C** where **D** what

15  We ☐ seeing you on campus.

**A** look forward **B** look forward to

**C** looking forward **D** looking forward to

16  John : ☐

　　　　Mary : Not bad.　It's been long since I saw you last.

**A** Have a nice day. **B** Nice to meet you.

**C** How do you do? **D** How have you been?

**問2** 17 〜 24 　次の日本文の意味を表すように(1)〜(4)それぞれの **A** 〜 **G** を最も適切な順序に並べ替えたとき，**3番目**と**5番目**にくるものを選べ。

(1) 私の夢は，国際線の客室乗務員になることです。

My ☐ ☐ 17 ☐ 18 ☐ ☐ .

**A** to 　　**B** is 　　**C** dream 　　**D** become

**E** flight 　　**F** attendant 　　**G** an international

(2) 人生で，これほど素晴らしい経験をしたことはありません。

I have ☐ ☐ 19 ☐ 20 ☐ ☐ my life.

**A** a 　　**B** in 　　**C** had 　　**D** such

**E** never 　　**F** experience 　　**G** wonderful

(3) あなたの隣に座っても構いませんか？

Do ☐ ☐ 21 ☐ 22 ☐ ☐ you?

**A** I 　　**B** if 　　**C** to 　　**D** sit

**E** you 　　**F** mind 　　**G** next

(4) 神戸がおしゃれな街として知られていることを，あなたはご存知でしたか？

Did ☐ ☐ 23 ☐ 24 ☐ ☐ fashionable city?

**A** a 　　**B** is 　　**C** you 　　**D** know

**E** Kobe 　　**F** known as 　　**G** that

Ⅲ  次の会話文の空所 [25] ～ [32] を満たすのに最も適切なものを，それぞれの**A～D**のうちから**1つ**選べ。（16点）

*Samantha and Charlotte came out of a movie theater.*

Samantha : It was a good film, wasn't it?

Charlotte : Yes.　I was almost crying when the boy found his mother.

Samantha : Charlotte, did you just say "almost crying"?　[25] , you were crying.　Anyway, where do you want to go next?

Charlotte : Well, [26] you say is fine with me.　I'm happy enough to follow your lead.

Samantha : So there's [27] you need to get in particular.

Charlotte : Not really.　I might check out the latest fashion magazine [28] , but that's not a must.

Samantha : OK, shall we find somewhere nice for a coffee or tea?　Then, we can decide [29] .

Charlotte : Sure.　It's been a while since I walked around here, but I think there was a place just round the corner.　Do you want to eat something, too?

Samantha : We can eat if you want, but [30] will do until I get home.　Oh, that reminds me of the DVDs I rented [31] .　Would you like to come to my place and watch one of them?

Charlotte : Sounds good.　[32] ?

Samantha : Don't worry, Charlotte.　We will watch a comedy so that you won't be crying again.

| [25] | **A** | Come in | **B** | Come on |
|------|-------|---------|-------|---------|
|      | **C** | Go out  | **D** | Go over |

| [26] | **A** | whatever | **B** | whenever |
|------|-------|----------|-------|----------|
|      | **C** | whoever  | **D** | whomever |

| [27] | **A** | anything | **B** | everything |
|------|-------|----------|-------|------------|
|      | **C** | nothing  | **D** | something  |

| [28] | **A** | because I don't need it       | **B** | because I really need it             |
|------|-------|-------------------------------|-------|--------------------------------------|
|      | **C** | if there's a bookstore nearby | **D** | if we can't find a bookstore anywhere |

| [29] | **A** | where can we find the coffee shop | **B** | where do we want to go next |
|------|-------|-----------------------------------|-------|-----------------------------|
|      | **C** | where we can find the coffee shop | **D** | where we want to go next    |

| 30 | A | lots of food | B | just a coffee |
|---|---|---|---|---|
|    | C | round the corner | D | for a while |

| 31 | A | last week | B | next week |
|---|---|---|---|---|
|    | C | tomorrow | D | tonight |

| 32 | A | Are you watching it now | B | Are you worried about me |
|---|---|---|---|---|
|    | C | What kind of movies are they | D | Where do you live |

Ⅳ　次の英文を読んで，各問に答えよ。(21点)

　　**A**　I still remember my first encounter with the Japanese sense of time.　An American friend and I decided to go sightseeing in a nearby city.　We had only been in Japan a few months.　By chance, we found a cheap bus tour that included all the major sights.　We were the only foreign tourists on the tour.　All the others were Japanese.

　　**B**　The first stop was a local temple.　"We'll be here for 15 minutes," explained the bus driver.　"Come back to the bus at 10 a.m."　My friend and I strolled around the temple and got back on time as requested.　To our surprise, the Japanese tourists were already on the bus, sitting in their seats, staring out the windows at us and waiting impatiently.　I looked at my watch.　It was 3 minutes past 10.　"That's strange!" I thought.　"The driver said 10 a.m. and here we are.　What's the problem?"

　　**C**　Off we went to visit the next place — a local museum.　"We'll be here for 20 minutes," the driver said.　"Come back at 10:45."　This time, my friend and I were determined not to be late. Every few minutes, we checked our watches.　We hurried around the museum, but couldn't enjoy it because of the time pressure.　We got back to the bus at 10:45 on the dot.　Right on time!　　**ア**　, just like before, everybody was already on the bus, sitting in their seats, staring out the windows and waiting impatiently.　"That's not fair!" I said to my friend.　"It's exactly 10:45.　How come we're still late?"

　　**D**　Something was strange!　For the rest of the tour, we carefully observed our fellow tourists.　Slowly, we began to understand the Japanese time system.　When the driver said, "Come back at 10:45," this was <u>a secret code</u>.　It really meant "Come back 5 minutes earlier than the time mentioned."　Being on time in Japan was much stricter than our casual approach in the U. S. and Canada!

問1　**33**　次の文は，本文中の空所　**A**　〜　**D**　のどこにあてはめると最も適切か。**A**〜**D** のうちから**1つ**選べ。

　　Different cultures measure time in different ways.

問2　**34**　空所　**ア**　を満たすのに最も適切なものを，**A**〜**D**のうちから**1つ**選べ。

　　**A**　Fortunately　　**B**　Therefore　　**C**　However　　**D**　Moreover

問3　**35**　下線部（**イ**）にある "a secret code" というフレーズが指すものを，**A**〜**D**のうちから **1つ**選べ。

　　**A**　to come back a few minutes earlier　　**B**　to delay the coming back time

　　**C**　to come back just on time　　**D**　to observe other fellow tourists

問4　**36**　本文の内容に合致するものを，**A**〜**D**のうちから**1つ**選べ。

　　**A**　筆者と友達は，長年にわたって日本に住んでいた。

　　**B**　このツアーには，多くの外国人が参加していた。

　　**C**　このツアーのお寺の見学開始時刻は，午前9時半だった。

　　**D**　筆者と友達の感覚では，集合時間より2，3分遅れても「時間通り」だ。

問5 　37 ・ 38 において，本文の内容に合致するように，書き出しに続く最も適切なものを，
それぞれのA～Dのうちから1つ選べ。

37 　The author is most likely from _____ .

　A　the U. S. A.　　　B　Canada　　　C　Japan　　　D　the U. K.

38 　According to this article, when the driver said, "Come back at 10:45," it really meant
　　　" _____ ."

　A　Come back at 10:35　　　B　Come back at 10:40

　C　Come back at 10:45　　　D　Come back at 10:50

Ⅴ　以下の**A～E**の英文は，本来は**A**の部分から始まる一つのまとまった文章だが，設問のために**B～E**は順番がばらばらになっている。**B～E**を正しく並べ替えたとき，設問 ┌─39─┐～┌─43─┐ に該当する記号を答えよ。なお，次に続くものがなく，それ自身が文章の最後である場合には，**J**をマークせよ。(15点)

| 39 | **A**の次に続くもの |
| 40 | **B**の次に続くもの |
| 41 | **C**の次に続くもの |
| 42 | **D**の次に続くもの |
| 43 | **E**の次に続くもの |

**A**　China's economy is developing at a very fast speed.　China is becoming a steadily more important trading partner to Japan.　In 2004, China became Japan's biggest trading partner for the first time with total trade (the combined value of exports and imports) reaching 22.2 trillion yen.　That year its total trade with the United States was 20.48 trillion yen.

**B**　All sorts of things are being exported from Japan to China these days.　Japan is not just exporting high value-added finished goods, but raw materials, high-tech parts, and manufacturing equipment.

**C**　China is increasing its exports of finished products that it assembles from these materials, parts, and equipment.　You might say that Japan and China are organizing a structural division of labor.

**D**　When Japan started to import large quantities of cheap products made in China with cheap Chinese labor, some people saw China as an "economic threat" and thought that cheap Chinese products might overwhelm the Japanese market.　Cheap Chinese imports were also seen as one of the causes of Japan's deflation.

**E**　At present, however, exports from Japan to China are greater than imports from China to Japan.　Because China's domestic consumption continues to grow, China represents a huge possible market for Japanese companies.

# 化　学

## 問題

29年度

### 11月12日試験

　次の $\boxed{I}$ ～ $\boxed{IV}$ の各設問の解答を，指示に従ってそれぞれの解答群（**A**，**B**，**C**，…）のうちから選んで解答用紙にマークせよ。

　必要であれば，定数および原子量は次の値を用いよ。また，標準状態は，0℃，$1.0 \times 10^5$ Pa とする。なお，問題文中の体積の単位記号Lは，リットルを表す。

（定　数）気体定数　　　　$R = 8.3 \times 10^3$ Pa·L/(K·mol)

　　　　　　ファラデー定数　$F = 9.65 \times 10^4$ C/mol

　　　　　　アボガドロ定数　$N_A = 6.02 \times 10^{23}$/mol

| （原子量） | H | 1.0 | He | 4.0 | C | 12 | N | 14 | O | 16 | Na | 23 | Al | 27 |
|---|---|---|---|---|---|---|---|---|---|---|---|---|---|---|
| | S | 32 | Cl | 35.5 | Ar | 40 | K | 39 | Ca | 40 | Mn | 55 | Fe | 56 |
| | Cu | 64 | Zn | 65 | Ag | 108 | Pb | 207 | | | | | | |

$\boxed{I}$　次の**問1**～**問5**に答えよ。(21点)

**問1**　$\boxed{\phantom{1}1\phantom{1}}$　次の表は元素**ア**～**ク**の電子配置を示している。下の記述①～③にあてはまる元素の組合せとして最も適切なものを，その下の**A**～**H**のうちから**1つ**選べ。ただし，**K**，**L**，**M**は電子殻を表す。

| 電子殻＼元素 | ア | イ | ウ | エ | オ | カ | キ | ク |
|---|---|---|---|---|---|---|---|---|
| K | 2 | 2 | 2 | 2 | 2 | 2 | 2 | 2 |
| L | 1 | 4 | 6 | 7 | 8 | 8 | 8 | 8 |
| M | | | | | | 2 | 4 | 7 |

①　2価の陽イオンになったとき，**オ**と同じ電子配置をとる元素

②　**キ**と同族の元素

③　電気陰性度が最も大きい元素

| | A | B | C | D | E | F | G | H |
|---|---|---|---|---|---|---|---|---|
| ① | ウ | ウ | ウ | ウ | カ | カ | カ | カ |
| ② | イ | イ | ク | ク | イ | イ | ク | ク |
| ③ | エ | ア | エ | ア | エ | ア | エ | ア |

問2 ┃ 2 ┃ 次の**A～E**のうちから，配位結合を含み，かつ非共有電子対が1組であるものを**1つ**選べ。

**A** メタン　　　　　　**B** 塩化水素　　　　　　**C** アンモニウムイオン

**D** 水酸化物イオン　　**E** オキソニウムイオン

問3 ┃ 3 ┃ 次の物質の組合せ**A～E**のうちから，いずれも無極性分子である組合せとして最も適切なものを**1つ**選べ。

**A** $CCl_4$，$C_2H_6$　　　　**B** $H_2O$，$NH_3$　　　　**C** $CO_2$，$HCl$

**D** $CH_3OH$，$H_2S$　　　**E** $Br_2$，$HF$

問4 ┃ 4 ┃ 次の分子**A～E**のうちから，構造式で表したときに価標の数が最も多いものを**1つ**選べ。

**A** フッ化水素　　**B** 過酸化水素　　　**C** アンモニア

**D** 四塩化炭素　　**E** エチレン

問5 ┃ 5 ┃ 酸素に関する次の記述**A～E**のうちから，下線部が単体ではなく，元素の意味で使われているものを**2つ**選べ。

**A** オゾンと<u>酸素</u>は同素体である。

**B** 水分子は<u>酸素</u>と水素からできている。

**C** 二酸化炭素には<u>酸素</u>が含まれている。

**D** 赤さびは鉄と<u>酸素</u>が反応してできる。

**E** 乾燥した空気には<u>酸素</u>が2番目に多く含まれている。

**Ⅱ**　次の**問1**～**問5**に答えよ。(22点)

**問1**　[ 6 ]　3.0 g のエタン $C_2H_6$ を完全燃焼させるのに必要な酸素の体積は，標準状態で何 L か。最も近い数値を，次の**A**～**F**のうちから**1つ**選べ。ただし，酸素はすべて燃焼に使われたものとする。

   **A** 4.5　　**B** 5.6　　**C** 6.7　　**D** 7.8　　**E** 8.9　　**F** 10.0

**問2**　[ 7 ]　滴定に関する次の記述の [ ア ] ～ [ ウ ] に入る語句または数字の組合せとして最も適切なものを，下の**A**～**H**のうちから**1つ**選べ。

　濃度不明の酢酸水溶液 20 mL に指示薬として [ ア ] 溶液を2滴加え，0.20 mol/L の水酸化カリウム水溶液で中和滴定すると，12 mL 加えたところで指示薬の色が [ イ ] に変化した。酢酸水溶液の濃度は [ ウ ] mol/L と考えられる。

|   | ア | イ | ウ |
|---|---|---|---|
| **A** | メチルオレンジ | 橙黄色から赤色 | 0.12 |
| **B** | メチルオレンジ | 赤色から橙黄色 | 0.12 |
| **C** | メチルオレンジ | 橙黄色から赤色 | 0.24 |
| **D** | メチルオレンジ | 赤色から橙黄色 | 0.24 |
| **E** | フェノールフタレイン | 無色から赤色 | 0.12 |
| **F** | フェノールフタレイン | 赤色から無色 | 0.12 |
| **G** | フェノールフタレイン | 無色から赤色 | 0.24 |
| **H** | フェノールフタレイン | 赤色から無色 | 0.24 |

**問3**　[ 8 ]　次の反応式①～③の下線を引いた原子に関する下の記述**ア**～**ウ**の正誤の組合せとして正しいものを，その下の**A**～**H**のうちから**1つ**選べ。

①　$2\underline{Cu}O + C \longrightarrow 2Cu + CO_2$

②　$Fe_2O_3 + 2\underline{Al} \longrightarrow 2Fe + Al_2O_3$

③　$\underline{Fe} + S \longrightarrow FeS$

**ア**　①では還元されている。

**イ**　②では酸化されている。

**ウ**　③では酸化されている。

|   | A | B | C | D | E | F | G | H |
|---|---|---|---|---|---|---|---|---|
| **ア** | 正 | 正 | 正 | 正 | 誤 | 誤 | 誤 | 誤 |
| **イ** | 正 | 正 | 誤 | 誤 | 正 | 正 | 誤 | 誤 |
| **ウ** | 正 | 誤 | 正 | 誤 | 正 | 誤 | 正 | 誤 |

問4 ⬚9⬚ 蒸留を行うために次の図の装置を組み立てた。この図に関する下の記述A～Eのうちから，適切なものを**2つ**選べ。

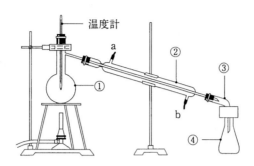

- **A** ②に通す冷却水はaからbの方向へ流す。
- **B** 温度計の球部は液体内に入れる。
- **C** ③と④の接続部分は密栓しない。
- **D** 蒸留する液体の量はフラスコの半分以下にする。
- **E** ①に入れる沸騰石は液体の温度が十分に上がってから加える。

問5 ⬚10⬚ 次の図は，$1.0 \times 10^5$ Pa での水の状態変化を示したものである。この図に関する下の記述**ア～ウ**の正誤の組合せとして正しいものを，その下の**A～H**のうちから**1つ**選べ。

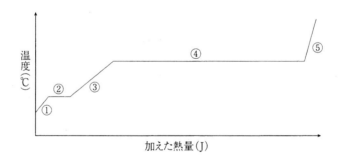

- **ア** ①の状態はすべて固体である。
- **イ** 加熱していくとき，②で起きている現象は融解であり，④で起きている現象は沸騰である。
- **ウ** ⑤の状態の分子間の距離は，③の状態の分子間の距離よりも大きい。

|   | A | B | C | D | E | F | G | H |
|---|---|---|---|---|---|---|---|---|
| **ア** | 正 | 正 | 正 | 正 | 誤 | 誤 | 誤 | 誤 |
| **イ** | 正 | 正 | 誤 | 誤 | 正 | 正 | 誤 | 誤 |
| **ウ** | 正 | 誤 | 正 | 誤 | 正 | 誤 | 正 | 誤 |

**Ⅲ** 次の**問1〜問5**に答えよ。(24点)

**問1** ┃ 11 ┃ コロイドに関する次の記述**ア〜ウ**と関係の深い語句の組合せとして最も適切なものを，下の**A〜H**のうちから**1つ**選べ。

**ア** コロイド溶液に横から光束を当てると，光の通路が輝いて見える。

**イ** 親水コロイドに多量の電解質を加えると，コロイド粒子が沈殿する。

**ウ** 水との親和性が低く，同種の電荷の反発により分散している。

| | **ア** | **イ** | **ウ** |
|---|---|---|---|
| **A** | ブラウン運動 | 塩析 | 保護コロイド |
| **B** | ブラウン運動 | 塩析 | 疎水コロイド |
| **C** | ブラウン運動 | 凝析 | 保護コロイド |
| **D** | ブラウン運動 | 凝析 | 疎水コロイド |
| **E** | チンダル現象 | 塩析 | 保護コロイド |
| **F** | チンダル現象 | 塩析 | 疎水コロイド |
| **G** | チンダル現象 | 凝析 | 保護コロイド |
| **H** | チンダル現象 | 凝析 | 疎水コロイド |

問2 ┃12┃ 次の図はジエチルエーテル，エタノール，および水の蒸気圧曲線と，蒸気圧の測定装置
を示したものである。3本の蒸気圧曲線はジエチルエーテル，エタノール，水のいずれかにあたる。こ
の図に関する下の記述ア〜ウの正誤の組合せとして正しいものを，その下のA〜Hのうちから1つ選べ。

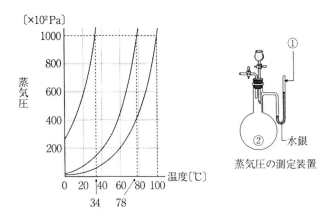

蒸気圧の測定装置

ア ①の部分は水銀の蒸気で満たされており，その圧力は蒸気圧と一致する。

イ ②の部分には蒸気圧を測定する物質が入っており，一定の温度に保たれている。

ウ 78℃におけるエタノールの蒸気圧は $1000 \times 10^2$ Pa である。

|  | A | B | C | D | E | F | G | H |
|---|---|---|---|---|---|---|---|---|
| ア | 正 | 正 | 正 | 正 | 誤 | 誤 | 誤 | 誤 |
| イ | 正 | 正 | 誤 | 誤 | 正 | 正 | 誤 | 誤 |
| ウ | 正 | 誤 | 正 | 誤 | 正 | 誤 | 正 | 誤 |

問3　<u>13</u>　次の熱化学方程式で表される可逆反応が平衡状態にあるとき，アンモニアの生成量，圧力，および温度の関係を最も適切に表したグラフを，下の**A〜F**のうちから**1つ**選べ。ただし，温度は変化させないものとする。

N₂(気)　+　3H₂(気)　=　2NH₃(気)　+　92kJ

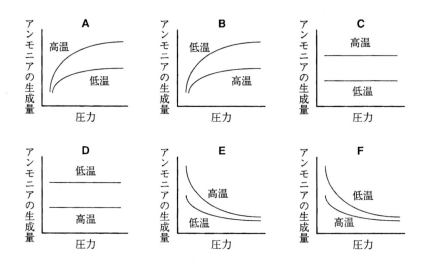

問4　<u>14</u>　次の図はアンモニアの生成熱に関するエネルギー図を示したものである。N–Hの結合エネルギーを386kJ，N≡Nの結合エネルギーを928kJとすると，H–Hの結合エネルギーは何kJ/molか。下の**A〜E**のうちから，最も近い数値を**1つ**選べ。

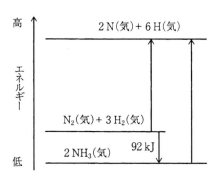

A　46　　　B　138　　　C　432　　　D　648　　　E　1296

問5 [15] 次の図に示す電池および電気分解に関する下の記述の ア ～ カ にあてはまる語句の組合せとして最も適切なものを，その下のA～Hのうちから1つ選べ。

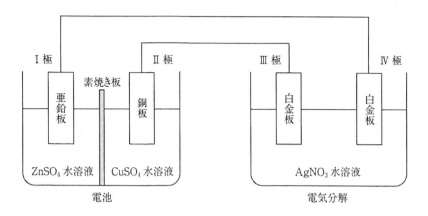

電池では，Ⅰ極で ア 反応が起こり，Ⅱ極で イ 反応が起こる。一方，電気分解では，Ⅲ極が ウ となって，電子を エ 反応が起こり，Ⅳ極が オ となって，電子を カ 反応が起こる。

|   | ア | イ | ウ | エ | オ | カ |
|---|---|---|---|---|---|---|
| A | 酸化 | 還元 | 陰極 | 受け取る | 陽極 | 失う |
| B | 酸化 | 還元 | 陰極 | 失う | 陽極 | 受け取る |
| C | 酸化 | 還元 | 陽極 | 受け取る | 陰極 | 失う |
| D | 酸化 | 還元 | 陽極 | 失う | 陰極 | 受け取る |
| E | 還元 | 酸化 | 陰極 | 受け取る | 陽極 | 失う |
| F | 還元 | 酸化 | 陰極 | 失う | 陽極 | 受け取る |
| G | 還元 | 酸化 | 陽極 | 受け取る | 陰極 | 失う |
| H | 還元 | 酸化 | 陽極 | 失う | 陰極 | 受け取る |

IV　次の問1〜問4に答えよ。(33点)

問1　次の図のように，不純物を含む銅片 0.45 g をふたまた試験管の突起がついた側にいれ，反対側に溶液①を入れた。ふたまた試験管を傾け，溶液①と銅片を反応させ二酸化窒素を発生させた。発生した二酸化窒素は，$1.0 \times 10^5$ Pa, 27℃ で 249 mL であった。 **16** ・ **17** に答えよ。ただし，溶液①は銅片が完全に反応するのに十分な量があったとする。また，不純物は溶液①と反応しないものとする。

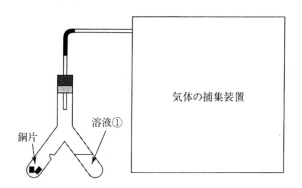

**16**　用いた溶液①および気体の捕集方法として最も適切な組合せを，次のA〜Iのうちから1つ選べ。

|   | 溶液① | 捕集方法 |
|---|---|---|
| A | アンモニア水 | 上方置換 |
| B | アンモニア水 | 下方置換 |
| C | アンモニア水 | 水上置換 |
| D | 希硝酸 | 上方置換 |
| E | 希硝酸 | 下方置換 |
| F | 希硝酸 | 水上置換 |
| G | 濃硝酸 | 上方置換 |
| H | 濃硝酸 | 下方置換 |
| I | 濃硝酸 | 水上置換 |

**17**　用いた銅片の純度(%)に最も近い数値を，次のA〜Hのうちから1つ選べ。

A 98　　B 82　　C 71　　D 64

E 49　　F 41　　G 36　　H 32

問2　次の図は，ベンゼンから赤色染料である *p* - ヒドロキシアゾベンゼンを合成する反応図である。
[18] ～ [20] に答えよ。

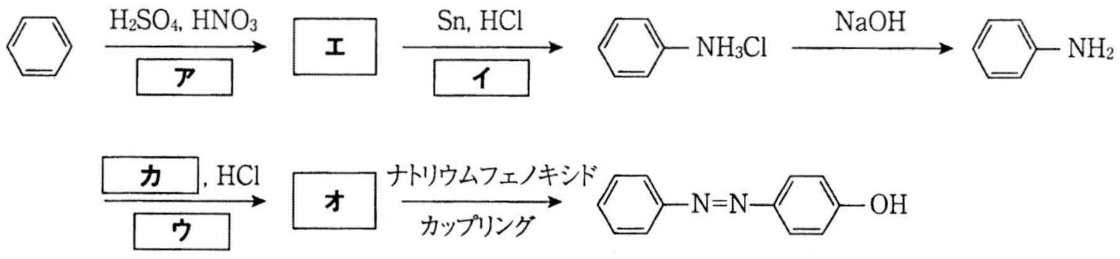

[18]　反応図中の [ア] ～ [ウ] にあてはまる反応名の組合せとして最も適切なものを，次の
A～Hのうちから**1つ**選べ。

|   | ア | イ | ウ |
|---|---|---|---|
| A | スルホン化 | 酸化 | ジアゾ化 |
| B | スルホン化 | 酸化 | エステル化 |
| C | スルホン化 | 還元 | ジアゾ化 |
| D | スルホン化 | 還元 | けん化 |
| E | ニトロ化 | 酸化 | ジアゾ化 |
| F | ニトロ化 | 酸化 | けん化 |
| G | ニトロ化 | 還元 | ジアゾ化 |
| H | ニトロ化 | 還元 | エステル化 |

**19** 反応図中の エ ・ オ にあてはまる構造式の組合せとして最も適切なものを，次の**A**〜**F**のうちから**1つ**選べ。

| | エ | オ |
|---|---|---|
| **A** | $-NO_2$ | $-N^+{\equiv}NCl^-$ |
| **B** | $-NO_2$ | $HO-\phantom{}-NH_2$ |
| **C** | $-NO_2$ | $-N{=}N-$ |
| **D** | $-SO_3H$ | $-N^+{\equiv}NCl^-$ |
| **E** | $-SO_3H$ | $HO-\phantom{}-NH_2$ |
| **F** | $-SO_3H$ | $-N{=}N-$ |

**20** 反応図中の カ にあてはまる試薬として最も適切なものを，次の**A**〜**E**のうちから**1つ**選べ。

**A** 硝酸ナトリウム **B** 亜硝酸ナトリウム **C** 硝酸アンモニウム

**D** 塩化アンモニウム **E** アンモニア

問3　　21　　カルボン酸に関する次の記述**ア**～**ウ**にあてはまるものは，下の①～⑥のうちどれか。
正しい組合せを，その下の**A**～**H**のうちから**1つ**選べ。

　　**ア**　脂肪酸の中で最も強い酸性を示す。

　　**イ**　加熱すると1分子の水を失い，分子内で環状の酸無水物となる。

　　**ウ**　分子内に不斉炭素原子をもつヒドロキシ酸である。

　　①　酢酸　　　　　②　ギ酸　　　　　③　フマル酸
　　④　マレイン酸　　⑤　アクリル酸　　⑥　乳酸

|   | A | B | C | D | E | F | G | H |
|---|---|---|---|---|---|---|---|---|
| **ア** | ① | ① | ① | ② | ② | ② | ③ | ③ |
| **イ** | ③ | ③ | ④ | ③ | ④ | ④ | ④ | ⑤ |
| **ウ** | ⑤ | ⑥ | ⑥ | ⑥ | ⑤ | ⑥ | ② | ② |

問4　　22　　デンプン13.5 gを溶かした水溶液に希硫酸を加えて加熱し，完全に加水分解すると，
何gのグルコースが得られるか。最も近い数値を次の**A**～**H**のうちから**1つ**選べ。

　　**A**　13.8　　　**B**　14.2　　　**C**　14.6　　　**D**　15.0
　　**E**　15.4　　　**F**　15.8　　　**G**　16.2　　　**H**　16.6

# 英　語

## 解答

29年度

### Ⅰ
〔解答〕
問1. ① A　　② A　　③ B　　④ C
問2. ⑤ B　　⑥ D　　⑦ C　　⑧ A

### Ⅱ
〔解答〕
問1. ⑨ D　　⑩ A　　⑪ C　　⑫ B　　⑬ C
　　⑭ C　　⑮ B　　⑯ D
問2.(1). ⑰ A　　⑱ G　　(2). ⑲ D　　⑳ G
　　(3). ㉑ B　　㉒ D　　(4). ㉓ G　　㉔ B

〔出題者が求めたポイント〕
問1. ⑨ enjoy oneself「愉快に過ごす」。⑩ be careful of A「A に気をつける」。⑪ be written の受動態。⑫ 助動詞や不定詞の後ろには動詞の原形がくる。⑬ looking at us there は the girl を修飾する現在分詞が導く形容詞句。⑭ I want to study English there. が the university where I want to study English. になると考えるとよい。there は副詞なので関係副詞の where にする。⑮ look forward to Ving「V することを楽しみに待つ」。⑯ How have you been?「元気？どうしてた？」を意味する定型表現。
問2. (1) My dream is to become an international flight attendant. (2) I have never had such a wonderful experience in my life. (3) Do you mind if I sit next to you? (4) Did you know that Kobe is known as a fashionable city?

### Ⅲ
〔解答〕
㉕ B　　㉖ A　　㉗ C　　㉘ C　　㉙ D
㉚ B　　㉛ A　　㉜ C

〔出題者が求めたポイント〕
㉕ Come on.「よしてよ」。㉖ say の他動詞の後ろの目的語がないことから whatever を選択する。㉗ 会話の返答として、Not really. と答えていること、肯定文であることを考えて nothing を選択する。㉘ if there's a bookstore nearby「もし近くに本屋があるなら」。㉙ 間接疑問なので疑問文の語順にはしない。We can decide where we want to go next.「次にどこに行きたいのかを決めれるよ」。㉚ do「間に合う、十分である」。We can eat if you want, but just a coffee will do until I get home.「もし君がそうしたいなら、食べよう。だけど、家に帰るまではコーヒーだけでも十分だよ」。
㉛ rented が過去形なので last week を選択する。
㉜ What kind of movies are they?「どんな種類の映画なの？」。

### Ⅳ
〔解答〕
問1. ㉝ A　　問2. ㉞ C　　　問3. ㉟ A
問4. ㊱ D　　問5. ㊲ B　　㊳ B

〔出題者が求めたポイント〕
日本に住んで間もない外国人である筆者が、日本人が多いバスツアーに参加したときの、文化による時間感覚の違いについて述べた文である。
問1. ㉝ Different culture measure time in different ways.「文化が異なれば、時間の測り方も異なる」。次の文に日本人の時間感覚との最初の出会いについて述べられている。
問2. ㉞ 時間通りに集合したにもかかわらず、周りの日本人の反応は遅れてきたときと同じであったことに注目する。
問3. ㉟ 次の文に注目する。It really meant "Come back 5 minutes earlier than the time mentioned."「それが実際に意味していたのは、言われた時間よりも 5 分早く戻ってこいということだった」。
問4. ㊱ 第 2 段落最終文に注目。問5. ㊲ 第 1 段落 2 文と第 4 段落最終文から、アメリカ人である友人と著者がバスツアーに参加したことが分かり、日本での時間通りは、アメリカやカナダよりもはるかに厳しいとあるので、カナダであると判断する。㊳ 5 分前に戻ってくるというのが、日本の時間に対する暗号なので、10時 40 分を選択する。

### Ⅴ
〔解答〕
㊴ D　　㊵ C　　㊶ J　　㊷ E　　㊸ B

〔出題者が求めたポイント〕
A → D → E → B → C の順番になる。B、C、D、E の各選択肢のうち、D のみが過去形になっている。
㊴ A の文と D の文には共に過去形がある。㊵ B の文にある raw materials, high-tech parts, and manufacturing equipment は、C の文では、these materials, parts, and equipment となっている。㊶ 最終文であると判断する。㊷ E の文にある逆接の表現である however は、過去と現在を対比している。㊸ E の文で、日本から中国への輸出が、中国から日本への輸入を上回っているとある。B の文では、日本から中国へと輸出されている品目の説明がなされている。

# 化　学

## 解答

### 29年度

## Ⅰ

〔解答〕

問1　E　　問2　E　　問3　A
問4　E　　問5　B, C

〔出題者が求めたポイント〕

原子の構造と周期表(周期律)，化学結合(共有結合，極性，構造式，電子式)

〔解答のプロセス〕

問1　各元素は次のとおり。

ア：Li　イ：C　ウ：O　エ：F
オ：Ne　カ：Mg　キ：Si　ク：Cl

① イオンになって Ne(オ) と同じ電子配置をとるのは $O^{2-}$, $F^-$, $Mg^{2+}$。
2価の陽イオンであることに注意。

② Si(キ) は14族。最外殻電子が4個の C(イ) が該当。

③ 電子陰性度が最大の元素は F(エ)，次いで O(ウ)，Cl(ク)…の順となる。

以上より，正しい組合せは選択肢 E となる。

問2　電子式は次のとおり。

A：　　　　　　　　　B：

H
H:C:H　　　　　　H:Cl:
H

C：　　　　　　　　　D：
[ H ]+
[ H:N:H ]　　　　　[ :O:H ]-
[ H ]

E：
[ H ]+
[ H:O:H ]

$NH_4^+$(C) と $H_3O^+$(E) が有する共有電子対のうち，1つは配位結合による結合。また， が非共有電子対なので，該当するのは E である。

問3　無極性分子には次の2つのパターンがある。

パターン①　結合の極性をもたない。
パターン②　結合の極性をもつが，分子の形により，その極性が打ち消される。

A… $CCl_4$　（正四面体形）　⇒　パターン②

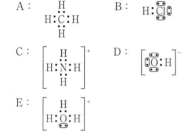
⇒　パターン②

B… $H_2O$(折れ線形)　⇒　極性分子
$NH_3$(三角錐形)　⇒　極性分子

C… $CO_2$(直線形)　⇒　パターン②
HCl(直線形)　⇒　極性分子

D…
H
|
H‧‧‧‧C‧‧O‧H$^{\delta+}$　⇒　極性分子
|
H

$O^{\delta-}$

$H_2S$(折れ線形)　　⇒　極性分子

E… $Br_2$　　　　　　⇒　パターン①
HF(直線形)　　　⇒　極性分子

よって，該当する選択肢は A である。

問4　構造式は次のとおり。( )内は価標の数。

A： H−F(1)　　　　　　B： H−O−O−H(3)
C： H-N-H(3)　　　　　D：　　Cl
　　　|　　　　　　　　　　　|
　　　H　　　　　　　Cl-C-Cl(4)
　　　　　　　　　　　　　|
　　　　　　　　　　　　　Cl
E： H　　　H
　　　C=C　(6)
　　 H　　　H

よって，該当する選択肢は E である。

問5　単体は酸素ガス($O_2$)のことで，文章を「<u>酸素</u>という気体」と読みかえると判別しやすい。

また，元素は酸素原子を含むという意味で，「<u>酸素</u>という成分(原子)」と読みかえると判別しやすい。

A：単体…同素体は，同じ元素からなる単体で，性質が異なる物質どうしのこと。
オゾン $O_3$ と酸素 $O_2$ は代表的な同素体。

B：元素…水分子 $H_2O$ は O と H からなる化合物。

C：元素…二酸化炭素 $CO_2$ は C と O からなる化合物。

D：単体…赤さび(主成分：$Fe_2O_3$)は，鉄 Fe と酸素 $O_2$ が化合することで生じる物質。

E：単体…空気中に含まれる気体には，窒素ガス $N_2$(78%)，酸素ガス $O_2$(21%)が含まれている。

## Ⅱ

〔解答〕

問1　D　　問2　E　　問3　A
問4　C, D　　問5　A

〔出題者が求めたポイント〕

化学反応式(量的関係)，中和反応，酸化還元反応，混合物の分離(蒸留)，物質の三態(状態変化)

〔解答のプロセス〕

問1　$2C_2H_6 + 7O_2 \longrightarrow 4CO_2 + 6H_2O$
　(分子量30)

$$(必要な O_2) = \frac{3.0}{30} \times \frac{7}{2} \times 22.4$$

　　エタン(mol) $O_2$(mol)

$$= 7.84(L)$$

よって，D が正解。

問2　弱酸である $CH_3COOH$ と強塩基である KOH との中和反応で生じる $CH_3COOK$ は加水分解し弱塩基性を示すので，変色域も塩基性側にあるフェノールフタレインを用いる。

$KOH + CH_3COOH \longrightarrow CH_3COOK + H_2O$

$CH_3COOH$aq を $x$ mol/L とすると滴定の量的関係より，

$$x(mol/L) \times \frac{20}{1000}(L) \times 1$$

$$=0.20 (mol/L) \times \frac{12}{1000} (L) \times 1$$

$$x = 0.12 (mol/L)$$

問3 酸化数が増加していれば酸化，減少していれば還元されている。

① $\underset{+2}{CuO} \longrightarrow \underset{0}{Cu}$ （還元された）

② $\underset{0}{Al} \longrightarrow \underset{+3}{Al_2O_3}$ （酸化された）

③ $\underset{0}{Fe} \longrightarrow \underset{+2}{FeS}$ （酸化された）

よって，Aが正解。

問4

A（誤） 冷却効率を上げるため，bからaに水を流す。

B（誤） 蒸気の温度を測定するため，枝付きフラスコの枝分かれ部分に温度計の球部がくるようにする。

C（正） 蒸留を開始すると，④のフラスコ内の体積が増えるため，密栓しない。

D（正） ①のフラスコ内の液体の量は$\frac{1}{2}$～$\frac{1}{3}$程度にする。

E（誤） 突沸を防ぐために沸騰石を加えるので，加熱前に突入する。

問5

ア（正） ①はすべて固体の状態で②に達すると融解しはじめる。

イ（正） ②は固体と液体が共存し，融解という状態変化がおこる。また，④で起きる状態変化は蒸発である。ただし，沸点に達しているので，内部から蒸発する沸騰もおこっている。

ウ（正） ⑤の状態（気体）の分子間距離は，③の状態（液体）の分子間距離よりも大きい。

**Ⅲ**

〔解答〕

問1 F 問2 E 問3 B
問4 C 問5 D

〔出題者が求めたポイント〕

溶液の性質（コロイド），気体の性質（蒸気圧の測定），化学平衡，熱化学方程式，電池と電気分解

〔解答のプロセス〕

問1

ア：チンダル現象の説明文。コロイド粒子に光が当たり，散乱することで，光の通路が輝いて見える。なお，ブラウン運動はコロイド粒子に分散媒が衝突することでコロイド粒子が不規則に動く現象のこと。

イ：塩析の説明文。多量に電解質を加えると親水コロイド表面の水分子が取り除かれ，コロイド自体の電気的反発が弱まるため，コロイドが集合し沈殿する。なお，凝析は疎水コロイドが少量の電解質で沈殿する現象のこと。

ウ：疎水コロイドの説明文。なお，保護コロイドは，疎水コロイドの沈殿を防ぐために加えられた親水コロイドのこと。

問2

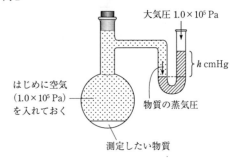

$h$ cmHg に相当する圧力が測定したい物質の蒸気圧。

ア（誤） ①の上部は開放しており，大気圧がかかっている。

イ（正） ②には蒸気圧を測定する物質を気液平衡の状態になるよう入れる。

ウ（正） $1000 \times 10^2 Pa$（大気圧）と蒸気圧が等しくなる温度が沸点である。よって，

沸点 34℃ ⟶ ジエチルエーテル
78℃ ⟶ エタノール
100℃ ⟶ 水

問3 $N_2(気) + 3H_2(気) = 2NH_3(気) + 92 kJ$ ……（＊）

ルシャトリエの原理より，高圧ほど気体の分子数が減少する方向に平衡が移動する。（＊）式においては，右方向，つまりアンモニア生成方向になるので，グラフは右上がりとなる。

一方，高温ほど吸熱方向へ平衡が移動する。（＊）式においては，左方向，つまりアンモニア減少方向になるので，生成量は高温の方が少なくなる。

よって，Bのグラフが適する。

問4 （反応熱）＝（生成物の結合エネルギーの総和）－（反応物の結合エネルギーの総和）

より，H−H の結合エネルギーを$E_{H-H}$(kJ/mol)とすると，

$$92 = 2 \times \underset{NH_3の結合エネルギー}{386 \times 3} - (\underset{N_2の結合エネルギー}{928} + \underset{H_2の結合エネルギー}{3E_{H-H}})$$

$$E_{H-H} = 432 (kJ/mol)$$

問5

電池 { I極（負極）：$Zn \longrightarrow Zn^{2+} + 2e^-$（酸化）
II極（正極）：$Cu^{2+} + 2e^- \longrightarrow Cu$（還元）

電気分解 { III極（陽極）：$2H_2O \longrightarrow O_2 + 4H^+ + 4e^-$（酸化）
IV極（陰極）：$Ag^+ + e^- \longrightarrow Ag$（還元）

**Ⅳ**

〔解答〕

問1 16 H 17 C
問2 18 G 19 A 20 B
問3 F 問4 D

## 〔出題者が求めたポイント〕

化学反応式と量的関係，気体の発生法，芳香族化合物（ジアゾカップリング），脂肪族化合物（カルボン酸の性質），糖類

## 〔解答のプロセス〕

問1　16　$NO_2$ を発生させるには銅と濃硝酸を反応させる。$NO_2$ はわずかに水に溶ける，空気より重い気体であるため，下方置換法により捕集する。

17　$Cu + 4HNO_3 \longrightarrow Cu(NO_3)_2 + 2NO_2 + 2H_2O$

発生した $NO_2$ は，状態方程式より，

$$n = \frac{PV}{RT} = \frac{1.0 \times 10^5 \times 249 \times 10^{-3}}{8.3 \times 10^3 \times 300}$$

$$= 10 \times 10^{-3}(\text{mol})$$

よって，反応した $Cu$ は係数比より

$$Cu : 10 \times 10^{-3} \times \frac{1}{2} = 5 \times 10^{-3}(\text{mol})$$

銅片 0.45 g に含まれていた $Cu$ は

$$5 \times 10^{-3} \times 64 = 0.32(\text{g})$$

であることから，

$$\text{純度}(\%) = \frac{0.320}{0.45} \times 100$$

$$\fallingdotseq 71(\%)$$

問2　18～19　反応経路は次のとおり。

20　ジアゾ化に用いる薬品は亜硝酸ナトリウム（$NaNO_2$）である。

問3

ア．ギ酸の説明文。

イ．マレイン酸の説明文。

マレイン酸　　　無水マレイン酸

ウ．乳酸の説明文。

$C^*$：不斉炭素原子

よって，F が正解。

なお，アクリル酸は次のような構造。

問4　おこる反応は次のとおり。

$$\underset{\substack{\text{デンプン} \\ \text{分子量：} 162n}}{(C_6H_{10}O_5)_n} + nH_2O \longrightarrow \underset{\substack{\text{グルコース} \\ \text{分子量：} 180}}{nC_6H_{12}O_6}$$

得られるグルコース：$\underset{\substack{\text{デンプン} \\ (\text{mol})}}{\frac{13.5}{162n}} \times \underset{\substack{\text{グルコース} \\ (\text{mol})}}{n} \times 180 = 15.0(\text{g})$

平成28年度

問 題 と 解 答

# 英　語

## 問題

28年度

## 11月7日試験

Ⅰ　各問に答えよ。（44点）

問1　1 ～ 3 において，下線部の発音が他と**異なるもの**を，それぞれの**A～D**のうちから
1つ選べ。

| 1 | **A** li<u>ly</u> | **B** supp<u>ly</u> | **C** rep<u>ly</u> | **D** app<u>ly</u> |

| 2 | **A** d<u>ear</u> | **B** b<u>ear</u>d | **C** p<u>ear</u>l | **D** f<u>ear</u> |

| 3 | **A** bo<u>th</u> | **B** ba<u>the</u> | **C** <u>th</u>ousand | **D** clo<u>th</u> |

問2　4 ～ 6 において，最も強く読む音節の位置が他と**異なるもの**を，それぞれの**A～D**の
うちから1つ選べ。

| 4 | **A** main-tain | **B** cer-tain | **C** con-tain | **D** re-main |

| 5 | **A** ad-mire | **B** ne-glect | **C** man-age | **D** ad-vise |

| 6 | **A** crit-i-cize | **B** es-ti-mate | **C** im-i-tate | **D** in-ter-rupt |

問3　7 ～ 11 下線部の意味に最も近いものを，それぞれの**A～D**のうちから1つ選べ。

**7**　It is no <u>use</u> trying to separate us.

**A** matter　　　　**B** good　　　　**C** longer　　　　**D** wonder

**8**　We <u>look up to</u> him because of his intelligence.

**A** watch　　　　**B** despise　　　　**C** respect　　　　**D** overlook

**9**　He will be back <u>before long</u>.

**A** as yet　　　　**B** forever　　　　**C** soon　　　　**D** at first

**10**　She <u>is most likely to</u> come.

**A** will probably　　　　**B** loves to　　　　**C** would like to　　　　**D** has to

**11**　I wish Jane would <u>mind her own business</u>.

**A** set up a company

**B** keep her own business running smoothly

**C** not give up her own business

**D** not bother with other people's affairs

問4 ┃ 12 ┃〜┃ 16 ┃ において，空所を満たすのに最も適切なものを，それぞれの**A〜D**のうちから

**1つ選べ。**

┃ 12 ┃ I am going away [      ] the end of January.

    **A** at         **B** on         **C** in         **D** over

┃ 13 ┃ I prefer tea [      ] coffee.

    **A** to         **B** than         **C** as         **D** against

┃ 14 ┃ When Lisa went to Japan, she had to get used [      ] on the left.

    **A** driving     **B** to driving     **C** to drive     **D** not driving

┃ 15 ┃ The bus service is excellent.  Buses run [      ] 10 minutes.

    **A** each         **B** any         **C** all         **D** every

┃ 16 ┃ Helen : What day of the week is today?

        Mai : [      ]

    **A** Monday is the first day of the week.

    **B** It's Wednesday today.

    **C** It is going to rain today.

    **D** Today is my birthday.

問5 ┃ 17 ┃〜┃ 22 ┃ 次の日本文の意味になるように，(1)〜(3)のそれぞれの**A〜G**を最も適切な順序
に並べかえて英文の空所を満たし，そのとき**3番目**と**5番目**に来るものを選べ。ただし，文頭に来る語も
すべて小文字で表示している。

(1) 真夜中に2人の男がその家に入っていくのが目撃された。

    Two men [      ][      ]┃ 17 ┃[      ]┃ 18 ┃[      ][      ] of the night.

    **A** seen     **B** were     **C** the house     **D** enter

    **E** to       **F** in       **G** the middle

(2) 中国の人口は日本の約10倍である。

    The population of China is [      ][      ]┃ 19 ┃[      ]┃ 20 ┃[      ][      ] Japan.

    **A** about     **B** as large     **C** that     **D** ten

    **E** as       **F** of       **G** times

(3) 10分歩くと私たちは駅に着いた。

    [      ][      ]┃ 21 ┃[      ]┃ 22 ┃[      ][      ] station.

    **A** brought     **B** minutes'     **C** ten     **D** to

    **E** us       **F** walk       **G** the

II　次の会話文の空所 23 ～ 29 を満たすのに最も適切なものを，それぞれの**A～D**のうちから
**1 つ選べ。**（21点）

*Chie and Ken are talking in the living room.*

Chie : Mom and Dad have been married for 15 years.　Let's do something special for them.

Ken : Sounds good.　 23

Chie : Good idea!　What do you think they would like to eat?

Ken : I have a more important question.　What should we make?

Chie : We'd better make　 24 　as we don't have much time.

Ken : Green salad with cheese is delicious.

Chie : Oh, it's easy and it tastes good.　After the salad, we need some kind of meat.

Ken : 　 25 　roast chicken?

Chie : Yes, roast chicken with spring vegetables.　Mom loves chicken and Dad loves vegetables.

Ken : And they　 26 　love sweets.

Chie : That's right.

Ken : We could buy an anniversary cake.

Chie : OK.　 27 　and then we'll go shopping.

Ken : Why not?　We need tomatoes, cheese, chicken, vegetables, and an anniversary cake.

Chie : Let's get some flowers, too.　Mom loves flowers.

Ken : 　 28 　　Let's go to the shopping mall.　It's three o'clock now.

　　　 29 　, we can get everything done before Mom and Dad get home.

Chie : OK. Let's go!

---

23 　**A**　We could arrange a trip for them.　　　**B**　We could cook a nice dinner for them.
　　 **C**　I haven't finished my homework.　　　　**D**　I can bake cookies for them.

24 　**A**　something easy　　　　　　　　　**B**　some delicious food
　　 **C**　some low-calorie food　　　　　　**D**　an unusual dish

25 　**A**　How far　　　　　　　　　　　**B**　What is
　　 **C**　How about　　　　　　　　　　**D**　Why do you know

26 　**A**　both　　　　　　　　　　　　　**B**　neither
　　 **C**　don't　　　　　　　　　　　　　**D**　ought to

27  A  Let's make the invitation list          B  Let's start our homework
    C  Let's make a list of things we need      D  Let's take a picture for them

28  A  I'm sorry.                               B  You're right.
    C  She wouldn't.                            D  Let's get it.

29  A  Generally speaking                       B  To tell the truth
    C  If we hurry                              D  Just a moment

Ⅲ　次の英文を読んで，各問に答えよ。(20点)

　　When I moved to Japan five years ago, I knew very little about the country I would soon call home, and the simple act of saying "hello" in a new language filled me with terror.　I settled into my new town in Mie Prefecture, and grew worried that I would never make any friends.

　　What could I even talk to potential friends about?　I could ask for basic information, but not much
(ア)
more.　It's tough to build friendships when all you can say is "Where are you from?" over and over again.　  A

　　One day shortly after moving to Mie, I went to a local electronics store and wandered around aimlessly.　A song played over the shop's sound system, and I became hypnotized.　This tune was like
(イ)
nothing I had ever heard before — it sounded like an android was singing the words, while the music itself was the happiest pop creation I could possibly imagine.　I listened to the whole song, which probably made the employees near me concerned.　  B

　　Thanks to the magic of YouTube, I soon figured out the name of the song.　It was *Love the World* by Perfume, a techno-pop trio from Hiroshima.　They released a new album the week before my flight touched down in Japan, and I bought it as soon as my first pay appeared in my bank account.

　　I loved it — Perfume's music mixed cutting-edge electronic sounds with human emotion.　When I had enough cash in my pockets, I purchased every album the group had released.　  C

　　Something funny happened in Mie, though, after that fateful trip to the electronics store.
(ウ)
Suddenly, I had something to chat about with the people around me.　The students I taught at the time enthusiastically asked me who my favorite member was, while drinking parties ending in karaoke with my co-workers suddenly became easier thanks to my bad singing of Perfume's biggest hits.　  D

　　Even conversing with strangers — once my biggest source of anxiety, whether at a bar on Friday night or at the supermarket picking up bread — became easy.　  エ  , I managed to meet interesting people around the same age as me and make friends.

　　（注）　hypnotize：魅了する　　　　android：アンドロイド（人間そっくりのロボット）
　　　　　　cutting-edge：最先端の　　　converse：会話する

問1　  30  　下線部（**ア**）の意味に最も近いものを，**A**～**D**のうちから1つ選べ。

　　**A**　Friends who hopefully have a great ability

　　**B**　People whom you may make friends with

　　**C**　People whom you can say hello to as friends

　　**D**　Friends whom you can ask for basic information

問2　31　下線部（**イ**）の内容に最も近いものを，**A〜D**のうちから**1つ**選べ。

**A**　I had heard nothing about the tune before.

**B**　I had never heard a tune like this before.

**C**　I heard the tune before and I didn't like anything about it.

**D**　The tune was unfamiliar to me so I wouldn't like it.

問3　32　下線部（**ウ**）の内容に**合致しない**ものを，**A〜D**のうちから**1つ**選べ。

**A**　I had the fateful trip to the electronics store.

**B**　I had something to chat about with the people around me.

**C**　I was asked who my favorite member was.

**D**　Drinking parties ending in karaoke became easier.

問4　33　空所　**エ**　を満たすのに最も適切なものを，**A〜D**のうちから**1つ**選べ。

**A**　As yet　　　**B**　Not yet　　　**C**　Better yet　　　**D**　Worse yet

問5　34　次の文は本文中の空所　**A**　〜　**D**　のどこに当てはめると最も適切か。**A〜D**の
うちから**1つ**選べ。

"Why is that guy just staring off in space?"

問6　35　本文の内容に合致するものを，**A〜D**のうちから**1つ**選べ。

**A**　When I first came to Japan, I knew a lot about the country.

**B**　I first listened to the song *Love the World* by Perfume in karaoke.

**C**　Perfume released a new album the week after I arrived in Japan.

**D**　Perfume's music helped me to have a conversation even with strangers.

Ⅳ　以下のA～Eの英文は，本来はAの部分から始まる1つのまとまった文章だが，設問のためにB～E
は順序がばらばらになっている。B～Eを正しく並べ替えたとき，　36　～　40　に該当する記号を
答えよ。なお，次に続くものがなく，それ自身が文章の最後になる場合には，Jをマークせよ。(15点)

| 36 | Aの次に続くもの |
| 37 | Bの次に続くもの |
| 38 | Cの次に続くもの |
| 39 | Dの次に続くもの |
| 40 | Eの次に続くもの |

A　All living things are born, grow during their lifetime, and eventually die.　Chicks are born,
grow to be adult chickens, and eventually die.　What would happen if no new chicks were
born to replace those that died?

B　When you become an adult, the cells involved in growth reproduce more slowly, and as a
result, dead cells are replaced more slowly, so slowly, in fact, that at about age twenty you stop
growing.

C　Then the birth and death of cells come into balance.　For every new cell that reproduces and
lives, another dies, so the number of cells stays about even.

D　There would be no more chickens in the world — they'd be extinct.　In order to keep themselves
from dying out, all living things reproduce themselves.　"Reproduce" means to make again, or
to make a copy.　Reproduction is the process of making again.

E　The cells in your body reproduce themselves and increase in number, which is how you grow.
Every day, for example, some of your skin cells reproduce themselves and some of them die.
As you get older and bigger, your skin cells reproduce faster than they die, so you can keep
fitting into your skin.　As you grow taller, your bone cells make more bone cells.

# 化　学

## 問題　28年度

### 11月7日試験

次の Ⅰ ～ Ⅳ の各設問の解答を，指示に従ってそれぞれの解答群（**A，B，C，**…）のうちから選んで解答用紙にマークせよ。

必要であれば，原子量は次の値を用いよ。標準状態は，0℃，$1.0×10^5$ Pa とする。なお，問題文中の体積の単位記号Lは，リットルをあらわす。

（原子量）H　1.0　　C　12　　N　14　　O　16　　Na　23　　Al　27　　S　32
　　　　　Cl 35.5　　K　39　　Ar　40　　Ca　40　　Cu　64　　Zn　65　　Pb　207

Ⅰ　次の問1～問5に答えよ。（25点）

**問1**　　1　　物質に関する次の記述**A**～**E**のうちから，最も適切なものを**1つ**選べ。

**A**　1種類の元素だけでできている物質のみを，純物質という。

**B**　何種類かの物質が共存している物質を，化合物という。

**C**　2種類以上の元素でできている物質を，混合物という。

**D**　1種類の元素でできていながら，互いに性質の異なる物質を，同素体という。

**E**　1種類の物質からできており，それ以上ほかの物質に分けられないものを，単体という。

**問2**　　2　　身近な化学に関する次の記述**A**～**E**のうちから，最も適切なものを**1つ**選べ。

**A**　大気中のオゾンの増加が，地球温暖化の原因となっている。

**B**　石油や天然ガスなどの化石燃料は，酸素や水素を主成分としている。

**C**　石炭や石油には硫黄が含まれ，その酸化物は酸性雨の原因となっている。

**D**　鉄は地殻中に最も多く含まれる金属元素であり，古くから利用されている。

**E**　アルミニウムは自然界に単体として存在し，鉄よりも密度が小さい軽金属である。

問3 ☐3 次の化学式と電子式の組合せ A～F のうちから，**誤っているもの**を1つ選べ。

| | 化学式 | 電子式 |
|---|---|---|
| A | Br₂ | : B̈r : B̈r : |
| B | HCl | H : C̈l : |
| C | H₃O⁺ | [H : Ö : H / H]⁺ |
| D | NH₄⁺ | [H / H : N̈ : H / H]⁺ |
| E | OH⁻ | [: Ö : H]⁻ |
| F | C₂H₂ | H : C̈ :: C̈ : H |

問4 ☐4 原子の構造に関する次の記述 A～E のうちから，最も適切なものを1つ選べ。

A 原子の大きさは，原子核の大きさにほぼ等しい。

B 最も外側の電子殻が同じ原子どうしは，化学的性質が似ている。

C 原子の中心には，陽子を含む原子核があるので，原子は常に正の電荷を帯びている。

D 原子番号が同じで質量数の異なる原子を，互いに同位体（アイソトープ）という。

E 電気的に中性な原子の質量数は，その原子がもつ陽子の数と電子の数の和である。

問5 ☐5 次に周期表の一部を示している。表中の元素 ア～キ について，陽イオンと陰イオンの構成比が 1：2（陽イオン：陰イオン）となるイオン結晶をつくる組合せはどれか。下の A～E のうちから，最も適切なものを1つ選べ。

| 周期＼族 | 1 | 2 | 3 | 4 | 5 | 6 | 7 | 8 | 9 | 10 | 11 | 12 | 13 | 14 | 15 | 16 | 17 | 18 |
|---|---|---|---|---|---|---|---|---|---|---|---|---|---|---|---|---|---|---|
| 1 | ア | | | | | | | | | | | | | | | | | |
| 2 | | | | | | | | | | | | | | | イ | ウ | | |
| 3 | エ | オ | | | | | | | | | | | | カ | | | キ | |

A アとキ B イとウ C ウとエ D オとキ E カとキ

Ⅱ　次の**問1**〜**問5**に答えよ。(25点)

**問1**　　6　　融点に関する次の記述**ア**〜**ウ**の正誤の組合せとして最も適切なものを，下の**A**〜**H**の
うちから**1つ**選べ。

　　**ア**　イオン結晶の融点は比較的高く，常温・常圧で固体である。

　　**イ**　分子結晶の融点は比較的低く，常温・常圧で液体や気体であるものもある。

　　**ウ**　共有結合の結晶の融点は，極めて高い。

|   | A | B | C | D | E | F | G | H |
|---|---|---|---|---|---|---|---|---|
| **ア** | 正 | 正 | 正 | 正 | 誤 | 誤 | 誤 | 誤 |
| **イ** | 正 | 正 | 誤 | 誤 | 正 | 正 | 誤 | 誤 |
| **ウ** | 正 | 誤 | 正 | 誤 | 正 | 誤 | 正 | 誤 |

**問2**　　7　　次の物質**A**〜**E**のうちから，物質量(mol)が**2番目に大きいもの**を**1つ**選べ。

　　**A**　64 g の銅

　　**B**　標準状態で 33.6 L のヘリウム

　　**C**　1.0 mol のエタノールが完全燃焼したときに生成する水

　　**D**　58.5 g の塩化ナトリウム中の塩化物イオン

　　**E**　1.0 mol/L の水酸化ナトリウム水溶液 250 mL をつくるのに必要な水酸化ナトリウム

**問3**　　8　　次の反応式について，下線(**a**)〜(**e**)で示した分子およびイオンのうち，ブレンステッド・
ローリーの定義上の**酸としてはたらくもの**の組合せはどれか。下の**A**〜**F**のうちから，最も適切なものを
**1つ**選べ。

$$HCl \quad + \quad \underset{(a)}{H_2O} \quad \rightleftarrows \quad Cl^- \quad + \quad H_3O^+$$

$$NH_3 \quad + \quad H_2O \quad \rightleftarrows \quad \underset{(b)}{NH_4^+} \quad + \quad OH^-$$

$$HSO_4^- \quad + \quad H_2O \quad \rightleftarrows \quad \underset{(c)}{SO_4^{2-}} \quad + \quad H_3O^+$$

$$\underset{(d)}{H_2S} \quad + \quad 2\,NaOH \quad \rightleftarrows \quad Na_2S \quad + \quad 2\,H_2O$$

$$\underset{(e)}{CH_3COO^-} \quad + \quad HCl \quad \rightleftarrows \quad CH_3COOH \quad + \quad Cl^-$$

　　**A**　(**a**)と(**b**)　　　　**B**　(**a**)と(**d**)　　　　**C**　(**b**)と(**c**)

　　**D**　(**b**)と(**d**)　　　　**E**　(**c**)と(**d**)　　　　**F**　(**d**)と(**e**)

問4　[9]　ある容器に気体を入れた時の気体分子の速さの分布は，次の図に示す曲線**ア**（実線）であった。この分布を曲線**イ**（点線）のようにかえるためには，条件をどのようにすればよいか。下の**A**～**E**のうちから，最も適切なものを**1つ**選べ。

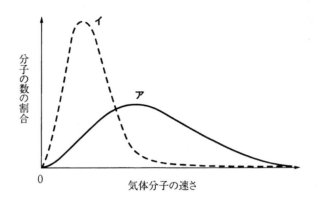

A　気体の種類を，分子量の小さいものにかえる。

B　気体の種類をかえずに，温度を上げる。

C　気体の種類をかえずに，温度を下げる。

D　気体の種類をかえずに，圧力一定のもとで分子数を増加させる。

E　気体の種類をかえずに，圧力一定のもとで分子数を減少させる。

問5　[10]　次の図は，塩化ナトリウムの溶解度（水 100 g に溶ける溶質の最大質量 [ g ] の数値）と温度の関係を示している。60℃ で調製した塩化ナトリウムの飽和水溶液を 30℃ まで冷却したとき，塩化ナトリウムの結晶が 4.00 g 析出した。初めに調製した飽和水溶液は何 g あったか。下の**A**～**F**のうちから，最も近い数値を**1つ**選べ。

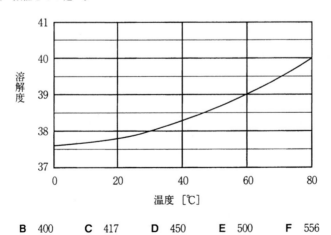

A　350　　B　400　　C　417　　D　450　　E　500　　F　556

Ⅲ　次の**問1〜問5**に答えよ。（25点）

**問1**　$\boxed{11}$　ハロゲンの性質に関する次の記述**ア〜ウ**にあてはまるものの組合せとして最も適切なものを，下の**A〜I**のうちから**1つ**選べ。

　**ア**　常温で赤褐色の液体で，水に少し溶ける。

　**イ**　水と激しく反応し，酸素を発生させる。

　**ウ**　デンプン水溶液と反応して青紫色を示す。

|  | A | B | C | D | E | F | G | H | I |
|---|---|---|---|---|---|---|---|---|---|
| ア | $Br_2$ | $Br_2$ | $Br_2$ | $Cl_2$ | $Cl_2$ | $Cl_2$ | $F_2$ | $F_2$ | $F_2$ |
| イ | $Cl_2$ | $F_2$ | $I_2$ | $Br_2$ | $F_2$ | $I_2$ | $Cl_2$ | $Br_2$ | $I_2$ |
| ウ | $F_2$ | $I_2$ | $Cl_2$ | $F_2$ | $I_2$ | $Br_2$ | $Br_2$ | $I_2$ | $Cl_2$ |

**問2**　$\boxed{12}$　容積22.4 Lの容器に，水素とメタンの混合物が標準状態で入っている。この気体を完全燃焼させると528 kJの熱量が発生した。この気体の水素とメタンの体積比（水素：メタン）として最も適切なものを，次の**A〜I**のうちから**1つ**選べ。ただし，燃焼熱は，水素286 kJ/molとメタン891 kJ/molである。

　　**A**　1：9　　　　**B**　1：4　　　　**C**　3：7　　　　**D**　2：3　　　　**E**　1：1

　　**F**　3：2　　　　**G**　7：3　　　　**H**　4：1　　　　**I**　9：1

**問3**　$\boxed{13}$　第3周期の典型元素の代表的な酸化物に関する次の記述**ア〜ウ**にあてはまるものの組合せとして最も適切なものを，下の**A〜I**のうちから**1つ**選べ。

　**ア**　両性酸化物とよばれるもの

　**イ**　水と反応して強塩基性の水酸化物を生じるもの

　**ウ**　$Cl_2O_7$と同様に，水と反応して強酸性のオキソ酸を生じるもの

|  | A | B | C | D | E | F | G | H | I |
|---|---|---|---|---|---|---|---|---|---|
| ア | $Na_2O$ | $Na_2O$ | $Na_2O$ | $MgO$ | $MgO$ | $MgO$ | $Al_2O_3$ | $Al_2O_3$ | $Al_2O_3$ |
| イ | $SO_3$ | $MgO$ | $SiO_2$ | $Na_2O$ | $SO_3$ | $SiO_2$ | $Na_2O$ | $MgO$ | $SiO_2$ |
| ウ | $SiO_2$ | $SO_3$ | $P_4O_{10}$ | $SO_3$ | $P_4O_{10}$ | $P_4O_{10}$ | $SO_3$ | $SO_3$ | $P_4O_{10}$ |

**問4** $\boxed{14}$ ある液体物質 1 mol を容積 $V$(L) の容器に入れると一部蒸発した。次の図は，温度を
ゆっくりと上げていきながら温度 $T$(K) と容器内の圧力 $P$(Pa) を測定し，グラフにしたものである。

グラフの**ア−ウ**間はこの物質の蒸気圧曲線と一致し，**ウ−エ**間は直線であった。同じ物質 1 mol を
容積 1.5 $V$(L) の容器に入れて，同じ実験を行ったときのグラフとして最も適切なものを，下の**A〜F**
のうちから**1つ**選べ。ただし，物質の液体での体積は無視できるものとし，気体状態では理想気体として
ふるまうものとする。

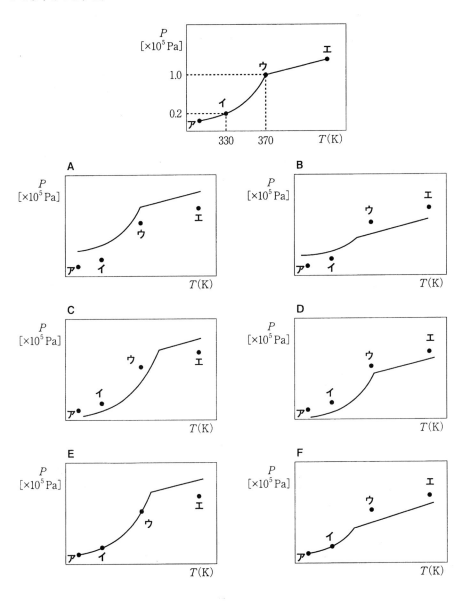

問5 　15 　次の図に示す電池に関する下の記述中の 　ア 　～ 　ウ 　に入る語句の組合せとして
最も適切なものを，その下の**A**～**H**のうちから**1**つ選べ。

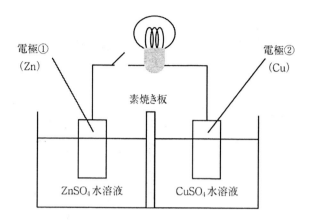

スイッチを入れて豆電球を点灯させると電極①は 　ア 　され，その質量は 　イ 　する。電極①の
物質量が 0.0400 mol だけ変化するまで豆電球を点灯させたとき，豆電球に流れた電気量は 　ウ 　
C（クーロン）である。ただし，ファラデー定数は $9.65 \times 10^4$ C/mol とする。

|   | ア | イ | ウ |
|---|---|---|---|
| **A** | 酸化 | 増加 | 3860 |
| **B** | 酸化 | 増加 | 7720 |
| **C** | 酸化 | 減少 | 3860 |
| **D** | 酸化 | 減少 | 7720 |
| **E** | 還元 | 増加 | 3860 |
| **F** | 還元 | 増加 | 7720 |
| **G** | 還元 | 減少 | 3860 |
| **H** | 還元 | 減少 | 7720 |

Ⅳ　次の問1〜問5に答えよ。（25点）

問1　| 16 |　炭化水素に関する次の記述A〜Fのうちから，最も適切なものを1つ選べ。

**A**　アルカンは，分子量が大きいものほど融点や沸点が低い。

**B**　アルケンの二重結合の結合距離は，アルキンの三重結合の結合距離より短い。

**C**　アルキンには，幾何異性体がある。

**D**　シクロヘキサンの炭素原子間の結合角は，120°である。

**E**　アルケンは，付加反応を起こしにくい。

**F**　同じ炭素数のシクロアルケンとアルキンは，互いに構造異性体である。

問2　| 17 |　炭素，酸素，水素だけからなる有機化合物**ア**を硫酸酸性下，過マンガン酸カリウム水溶液で酸化させたところ，中性の化合物**イ**を経て，酸性の化合物**ウ**が生じた。この化合物**ア**と**ウ**をそれぞれ0.020 mol とり，充分量のナトリウムの単体と反応させたところ，どちらからも標準状態で224 mL の水素が発生した。有機化合物**ア**として最も適切なものを，次のA〜Fのうちから1つ選べ。

A
```
    H
    |
H-C-OH
    |
H-C-H
    |
H-C-H
    |
    H
```

B
```
    H
    |
H-C-H
    |
H-C-OH
    |
H-C-H
    |
    H
```

C
```
    H
    |
H-C-H
    |
H-C-H
    |
  C=O
    |
    H
```

D
```
    H
    |
H-C-OH
    |
H-C-OH
    |
    H
```

E
```
    H
    |
H-C-OH
    |
H-C-OH
    |
H-C-OH
    |
    H
```

F
```
    H
    |
H-C-H
    |
H-C-H
    |
  C=O
    |
   OH
```

問3　| 18 |　次の化合物①〜⑥のうち，銀鏡反応を示すものはいくつあるか。下のA〜Fのうちから，最も適切なものを1つ選べ。

① $CH_3OH$　　② $HCHO$　　③ $CH_3CH_2OH$

④ $CH_3CHO$　　⑤ $CH_3COCH_3$　　⑥ $CH_3CH_2OCH_3$

**A** 1　　**B** 2　　**C** 3　　**D** 4　　**E** 5　　**F** 6

問4　19　合成有機高分子化合物であるものの組合せとして最も適切なものを次のA～Fのうちから1つ選べ。

A　石英，ポリエチレン

B　尿素樹脂，ナイロン

C　デンプン，シリカゲル

D　タンパク質，アスベスト

E　フェノール樹脂，ガラス

F　シリコーン樹脂，セルロース

問5　20　アニリン，トルエン，フェノールおよびフタル酸をジエチルエーテルに溶解させた混合溶液を，次の図のように4つの層に分離した。下の記述ア～ウの正誤の組合せとして最も適切なものを，その下のA～Hのうちから1つ選べ。

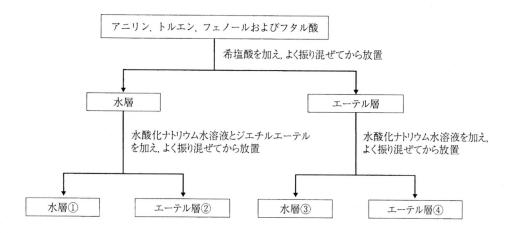

ア　水層①には，有機化合物は存在しない。

イ　フェノールとフタル酸は，同じ層に存在する。

ウ　エーテル層④にさらし粉水溶液を加えると，赤紫色を呈する。

|   | A | B | C | D | E | F | G | H |
|---|---|---|---|---|---|---|---|---|
| ア | 正 | 正 | 正 | 正 | 誤 | 誤 | 誤 | 誤 |
| イ | 正 | 正 | 誤 | 誤 | 正 | 正 | 誤 | 誤 |
| ウ | 正 | 誤 | 正 | 誤 | 正 | 誤 | 正 | 誤 |

# 英　語

# 解答

## 28年度

## Ⅰ

〔解答〕

問 1. 1. (A)　2. (C)　3. (B)

問 2. 4. (B)　5. (C)　6. (D)

問 3. 7. (B)　8. (C)　9. (C)　10. (A)　11. (D)

問 4. 12. (A)　13. (A)　14. (B)　15. (D)　16. (B)

問 5. 17. (E)　18. (C)　19. (G)　20. (E)　21. (F)
　　　22. (E)

〔出題者が求めたポイント〕

発音・アクセント・同意表現・熟語・空所補充・前置詞・動名詞・形容詞・疑問文・整序問題・受動態・比較・無生物主語構文

問 3.　7. It is no use [good] Ving「V しても無駄である」。8. look up to ～ = respect ～「～を尊敬する」。9. before long = soon「まもなく」。10. be most likely to ～「もっとも V しそうである」。11. mind one's (own) business「余計なお世話だ」。

問 4. 12. at the end of ～「～の終わりに」。13. prefer A to B「A を B よりも好む」。14. get used to Ving「V することに慣れる」。15. every ＋基数＋複数名詞「～ごとに」。16. Helen は今日が何曜日なのかを尋ねている。

問 5. 以下に完成した英文を示す。

(1) Two men were seen ( to ) enter ( the house ) in the middle of the night. 知覚動詞は補語に原形不定詞を取るが、受動態になると補語の部分が to V［原形］としなければならない。in the middle of the night「真夜中に」。

(2) The population of China is about ten ( times ) as large ( as ) that of Japan. 倍数表現は副詞の as の前に置く。that は代名詞で、the population を指している。中国の人口と日本の人口を比較していることに注意。

(3) Ten minutes' ( walk ) brought ( us ) to the station. 無生物主語構文であり、日本語では主語の部分が副詞的に訳出されることが多い。

## Ⅱ

〔解答〕

23. (B)　24. (A)　25. (C)　26. (A)　27. (C)　28. (B)
29. (C)

〔出題者が求めたポイント〕

会話問題・空所補充

　両親の結婚 15 周年を祝うために、登場人物である Chie と Ken が二人のためにお祝いを計画している状況での会話。

23. 次の発言で Chie が「よい考えだ。二人は何を食べたいと思う？」と Ken に聞いていることから判断する。

24. Chie の発言の as 以下に「時間があまりないので」という表現があることから判断する。

25. Ken が肉料理としてローストチキンを提案していると判断する。How about ～？「～ はどうですか」。

26. 次の Ken の発言で、記念日のケーキを買おうとしていることが分かるため、両親のどちらもが甘いものが好きであると判断する。

27. 次の発言で Ken が、必要な食材等を列挙していることから判断する。

28. 前の Chie の「お母さんは花が好きだ」という発言を受けた Ken の発言なので「その通りだ」を選択する。花は本文中に複数形で出ているので、(D)の Let's get it. は適さないと判断する。

29. 「お母さんとお父さんが帰宅する前に、全ての準備をすることができる」という Ken の発言につなげるため、「急いでいけば」を選択する。

## Ⅲ

〔解答〕

問 1.　30. (B)　　問 2.　31. (B)　　問 3.　32. (A)

問 4.　33. (C)　　問 5.　34. (B)　　問 6.　35. (D)

〔出題者が求めたポイント〕

内容把握・内容一致・空所補充・熟語

問 1.　30. potential「発展の可能性がある」。未来における可能性のことを表す形容詞。したがって、「これから友達関係に発展する可能性のある人々」と考える。

問 2.　31. 全訳参照。

問 3.　32. something funny「楽しいこと」。形容詞の funny は後ろから代名詞 something を修飾している。(A)の選択肢は、本文中では after 節の中にあることに注意。全訳参照。

問 4.　33. better yet「よりよいことに」。

問 5.　34. that guy が著者のことを指していると判断し、家電量販店の店員の心情表現であると考える。

問 6.　35. (A) a lot の部分が誤り。(B) in karaoke の部分が誤り。(C) after I arrived in Japan の部分が誤り。

〔全訳〕

　5 年前に日本に引っ越した時に、私はほとんど日本について知識がなく、すぐに本国に電話をしたものである。新しい言葉で「こんにちは」と言う単純な行為でさえ、私は恐怖で一杯になった。私は三重県にある新しい町に定住し、友達を一人も作ることができないのではないかと心配になった。

　いったい何をこれから友達になる人に対して話しかけることができるのだろう。基本情報を尋ねることはできるだろうが、それ以上についてはできないだろう。自分が言えることの全てが「どこの出身なのですか」であり、それを繰り返すことしかない時に、友情関係を確立するのは困難である。

　三重県に越して間もないある日に、地元の家電量販店

を訪れ、あてもなくぶらついた。ある曲が店の音響システムで流れており、私は魅了された。この曲のメロディーは、今までに私が聞いたことがないようなものだった。それはアンドロイドが歌っているように聞こえたが、音楽自体は何とか想像できたところでは最も楽しそうなポップであった。私はまるまる一曲を聴き、そのことがおそらくは私の近くにいた従業員を気がかりにさせた。「なぜあの男は宙を見ているのだけなのだろうか」。

　YouTube の素晴らしさのおかげで、すぐに私はその曲名が分かった。広島県出身の三人組のテクノポップユニットである Perfume の Love the World であった。彼女らは、私の便が日本に着陸する一週間前に新しいアルバムをリリースした。私は最初の給料が銀行口座に振り込まれるとすぐに、そのアルバムを買った。

　私は大いに気に入った。Perfume の音楽は最先端の電子音響と人間の感情を織り交ぜていた。私は十分なお金が手元にある時には、このグループがリリースしたあらゆるアルバムを購入した。

　けれども、家電量販店に足を運んだあの運命的な出来事の後で、面白いことが三重に起こった。急に、私は自分の周りの人々と話す話題を持った。当時、私が熱心に教えていた生徒が、お気に入りのメンバーは誰なのかと尋ね、その一方で、私が Perfume の一番のヒット曲を下手に歌うおかげで、同僚とカラオケで終わることになる飲み会が、突如としてやりやすくなった。

　見知らぬ人と話すときでさえ、かつては私にとって大きな不安の種であったが、それが金曜の夜のバーであれ、パンを手に取るスーパーマーケットであれ、簡単になった。今までのところ、私は自分と同じ年頃の面白い人々と出会い、友達になることができている。

**Ⅳ**
〔解答〕
36.（D）　37.（C）　38.（J）　39.（E）　40.（B）
〔出題者が求めたポイント〕
段落整序問題
A→D→E→B→C
36. A→D　仮定法が含まれる A の最終文を受けて、would を含む D の第一文が後続する。内容的にもニワトリの話が続いている。
37. B→C　大人になった時の細胞の複製の話が B の段落であり、その後の細胞の複製が C の段落にある。
38. C→J　本文が終わると判断する。
39. D→E　複製が何を意味しているのかが、D の段落で定義され、E の段落では成長過程での細胞の複製の話が続いている。
40. E→B　成長過程での細胞の複製の話を受けて、B の段落では成人後の細胞の話が続いている。
〔全訳〕
　あらゆる生物は生まれ、命の限り成長し、遂には死んでしまう。ヒヨコが生まれ、大人のニワトリになり、遂には死んでしまう。新しいヒヨコが死んでしまったニワ

トリに取って替わるために生まれなければ、何が起こるのだろうか。

　世界にはそれ以上のニワトリが存在しなくなり、絶滅してしまうだろう。自らが死に絶えないように、あらゆる生物は複製する。「複製する」は再び作る、すなわちコピーを作ることを意味する。複製は再び作るという過程なのである。

　体内の細胞は複製し、数を増やすことで、成長するのである。例えば、毎日、あなたの皮膚の細胞には複製するものもあれば、死んでしまうものもある。年を重ね、大きくなるにつれて、皮膚の細胞は死ぬよりも早く複製するので、あなたは自分の皮膚を維持することができるのである。背が高くなるにつれて、あなたの骨細胞はより多くの骨細胞を作る。

　あなたが大人になる時、成長に関連する細胞はゆっくりと複製し、その結果として、死んだ細胞がゆっくりと置き換わることになる。実際は、それがあまりにもゆっくりとしているので、20 歳の頃には成長しなくなるのである。

　それから、細胞が生まれ、死ぬことが均衡を持つようになる。新たな細胞が複製し、生き、別の細胞が死ぬので、細胞の数はおおよその均衡を保つのである。

# 化　学

# 解答

28年度

## I

〔解答〕

問1　D　　問2　C　　問3　F　　問4　D
問5　D

〔出題者が求めたポイント〕

物質の構成（純物質と混合物），無機総合（身の回りの化学），化学結合（電子式），原子の構造と周期表

〔解答のプロセス〕

問1　A：誤　1種類の元素だけでできている純物質を単体，2種類以上の元素でできている純物質を化合物という。

　　　B：誤　何種類かの物質が共存している物質を混合物という。

　　　C：誤　Aの解説参照。

　　　D：正　同じ元素でできている単体だが，結合の仕方や構造がちがうため，互いに性質の異なる物質どうしを同素体という。

　　　E：誤　1種類の物質からなるものを純物質といい，沸点などが固有の値をとる。そのため，物理的性質のちがいによってはほかの物質に分けることはできない。

問2　A：誤　地球温暖化の原因の1つが温室効果ガス（$CO_2$，フロン，$CH_4$ など）であるが，オゾンは温室効果ガスではない。

　　　B：誤　化石燃料は有機物なので，主成分は炭素や窒素などである。

　　　C：正　石炭や石油のような化石燃料は窒素，硫黄などが含まれ，これらを燃やすと，$NO_x$（$NO$，$NO_2$ など）や $SO_x$（$SO_2$ など）が発生する。これらが酸性雨の原因の1つとなっている。

　　　D：誤　地殻中に最も多く含まれる金属元素はアルミニウムである。なお，鉄はそれに次いで多く存在する。

　　　E：誤　アルミニウムはイオン化傾向が比較的大きく，天然にはボーキサイト（$Al_2O_3 \cdot nH_2O$）として存在するものが多い。

問3　F：誤　$C_2H_2$（アセチレン）の電子式は次のとおり。
　　　　　　H:C::C:H（構造式：H-C≡C-H）

問4　A：誤　原子の直径は約 $10^{-8}$ cm で，原子核の直径（約 $10^{-13}$ ～ $10^{-12}$ cm）に比べてかなり大きい。

　　　B：誤　最も外側の電子殻ではなく最外殻電子の数が同じ原子どうしは化学的性質が似ている。

　　　C：誤　原子の中心には，正電荷をもつ陽子と電荷をもたない中性子を含む原子核があ

り，その周りを負電荷をもつ電子がとりまいている。陽子の数と電子の数は等しく，原子全体では電気的に中性である。

　　　D：正

　　　E：誤　質量数は陽子の数と中性子の数の和のことである。

問5　陽イオン：陰イオン＝1：2（組成式 $AB_2$）のイオン結晶なので，2価の陽イオン $A^{2+}$ と1価の陰イオン $B^-$ との組み合わせである。

　　　表中の元素では，$A^{2+}$…オ，$B^-$…キが該当する。

## II

〔解答〕

問1　A　　問2　B　　問3　D　　問4　C
問5　F

〔出題者が求めたポイント〕

化学結合（結合と結晶），物質量，酸と塩基（ブレンステッド・ローリーの定義），反応の速さ，溶液の性質（固体の溶解度）

〔解答のプロセス〕

問1　A：正　イオン結晶は陽イオンと陰イオンが比較的強い結合力である静電気力により結合しており，融点は高く，固体である。

　　　B：正　分子結晶は弱い引力であるファンデルワールス力や水素結合によって結合しており，融点は低く，液体や気体のものもある。

　　　C：正　共有結合の結晶は原子どうしが強い結合力である共有結合により固体となっているため，極めて融点が高い。

問2　A：Cu（原子量64）は $\dfrac{64}{64} = 1.0$（mol）

　　　B：He は $\dfrac{33.6}{22.4} = 1.5$（mol）

　　　C：$C_2H_5OH$ 1 mol から $H_2O$ は 3 mol 得られるので，$1.0 \times 3 = 3.0$（mol）

　　　D：NaCl（式量 58.5）1 mol 中に $Cl^-$ は 1 mol 含まれているので，
　　　　　$\dfrac{58.5}{58.5} \times 1 = 1.0$（mol）

　　　E：必要な NaOH は $1.0 \times \dfrac{250}{1000} = 0.25$（mol）

　　以上，A～E より物質量が大きい順に並べると，
　　　C＞B＞A＝D＞E

問3　ブレンステッド・ローリーの定義では，酸とは相手に $H^+$（陽子）を与えることができる物質，塩基とは相手から $H^+$（陽子）を受けとることができる物質のことである。

$$\overset{H^+}{\overbrace{HCl + \underset{塩基}{H_2O}}} \rightleftarrows Cl^- + H_3O^+$$

$$NH_3 + H_2O \rightleftarrows \overset{H^+}{\underset{酸}{NH_4^+}} + OH^-$$

$$\overset{H^+}{\overbrace{HSO_4^- + H_2O}} \rightleftarrows \underset{塩基}{SO_4^{2-}} + H_3O^+$$

$$\overset{}{\overbrace{\underset{酸}{H_2S} + 2NaOH}} \rightleftarrows Na_2S + 2H_2O$$

$$\overset{H^+}{\overbrace{\underset{塩基}{CH_3COO^-} + HCl}} \rightleftarrows CH_3COOH + Cl^-$$

問4　気体分子の平均の速さを$\bar{v}$，分子量を$M$，絶対温度を$T$とすると，運動エネルギー$\frac{1}{2}M\bar{v}^2$は$T$に比例する。

参考　気体分子の熱運動
$\left( \frac{1}{2}M\bar{v}^2 = \frac{3}{2}RT : R は気体定数 \right)$

つまり，$\bar{v}^2$は$T$に比例する。曲線アを曲線イにかえるには，$\bar{v}$を小さくすればよいので，$T$を小さくするとよい。

問5　初めの60℃のNaCl飽和水溶液を$x$gとすると，60℃の溶解度は図より39gなので，

$$NaClaq\ x\ g \begin{cases} NaCl(溶質): x \times \dfrac{39}{100+39}\ (g) \\ 水(溶媒): x \times \dfrac{100}{100+39}\ (g) \end{cases}$$

4.00g析出後の溶液は30℃で飽和している。

| | はじめ | 変化 |
|---|---|---|
| NaCl | $x \times \dfrac{39}{139}$ | $-4.00$ (g) |
| 水 | $x \times \dfrac{100}{139}$ | (g) |
| NaClaq | $x$ | $-4.00$ (g) |

30℃の溶解度は図より38gなので，

$$\frac{溶質}{溶媒} = \frac{x \times \dfrac{39}{139} - 4.00}{x \times \dfrac{100}{139}} = \frac{38}{100}$$

$$x \times \frac{39-38}{139} = 4.00$$

$$x = 556 (g)$$

**III**
〔解答〕
問1　B　　問2　F　　問3　G　　問4　F
問5　D

〔出題者が求めたポイント〕
非金属元素（ハロゲンの性質），物質の変化と熱，典型元素（第3周期の元素），気体の性質，電池（ダニエル電池）

〔解答のプロセス〕
問1　ア：ハロゲンの単体のうち，常温で液体なのはBr₂

---

である。
赤褐色で，水に少し溶け次のように反応する。
$$Br_2 + H_2O \rightleftarrows HBr + HBrO$$
イ：ハロゲンの単体のうち，最も強い酸化力をもつのは$F_2$である。$H_2O$と次のように反応する。
$$2F_2 + 2H_2O \longrightarrow O_2\uparrow + 4HF$$
ウ：$I_2$がデンプンのらせん構造に入り込むことで青紫色を呈する。（ヨウ素デンプン反応）

問2　22.4Lの容器に，$H_2\cdots x$ mol，$CH_4\cdots y$ mol入っているとする。混合気体は標準状態で入っているので，
$$x + y = \frac{22.4}{22.4} = 1.0(mol)\ \ \cdots\cdots①$$
また，燃焼により発生した熱量から，
$$286 \times x + 891 \times y = 528(kJ)\ \ \cdots\cdots②$$
①，②を連立して，$x = 0.60(mol)$，$y = 0.40(mol)$
（体積比）＝（物質量比）なので，
水素：メタン $= 0.60 : 0.40$
$= 3 : 2$

問3　第3周期の酸化物はその性質とともに覚えておきたい。
ア：両性元素（Al, Zn, Sn, Pb など）の酸化物のことで，このうち第3周期なのはAl。
イ：金属の酸化物を一般に塩基性酸化物という。第3周期で該当するものは，$Na_2O$と$MgO$。
$$Na_2O + H_2O \longrightarrow \underset{(強塩基性)}{2NaOH}$$
$$MgO + H_2O \longrightarrow \underset{(弱塩基性)}{Mg(OH)_2}$$
ウ：非金属の酸化物を一般に酸性酸化物といい，水と反応するとオキソ酸を生じる。第3周期で該当するものは，次の4つ。
$$SiO_2 + H_2O \longrightarrow H_2SiO_3 \quad 弱$$
$$P_4O_{10} + 6H_2O \longrightarrow 4H_3PO_4$$
$$SO_3 + H_2O \longrightarrow H_2SO_4$$
$$Cl_2O_7 + H_2O \longrightarrow 2HClO_4 \quad 強$$
酸性

問4　蒸気圧は温度が一定であれば決まった値を示す。問題のグラフより，この物質の蒸気圧は大概次のようなグラフとわかる。

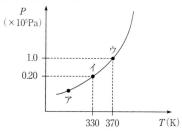

容積が$V$(L)のままで，温度を徐々に上げていくと，すべて気体となった後はボイル・シャルルの法則が成立する。$V$が一定であることより，
$$\frac{P}{T} = (一定)\quad (P と T は比例関係)$$
この直線が$(P, T) = (1.0 \times 10^5, 370)$を通ることがグ

ラフよりわかる。

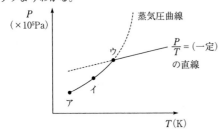

ここで，$V(\text{L}) \longrightarrow 1.5V(\text{L})$ の容器に変える。蒸気圧曲線自体に変化はない。1.0 mol の物質がすべて気体になっているとき気体の圧力を $P'(\text{Pa})$ とすると，同じ $T(\text{K})$ においては，ボイルの法則より

$$P \times V = P' \times 1.5V \quad \therefore \quad P' = \frac{2}{3}P(\text{Pa})$$

つまり，$\dfrac{P'}{T} = (\text{一定})$ の直線は上記 $\dfrac{P}{T} = (\text{一定})$ の直線より下にある。

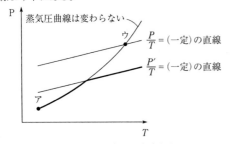

上図の太線部分が，容器内の圧力変化となる。

問5　図はダニエル電池である。

$$\begin{cases} (負極)\ Zn \longrightarrow Zn^{2+} + 2e^- \ (酸化反応) \\ (正極)\ Cu^{2+} + 2e^- \longrightarrow Cu \ (還元反応) \end{cases}$$

電極①（Zn板）は負極なので，酸化（ア）され，極板が溶解するので，質量は減少（イ）する。Zn が 0.0400 mol だけ溶解したとき，流れた電子は，

$$0.0400 \times 2 = 0.0800 (\text{mol})$$

なので，流れた電気量は，

$$9.65 \times 10^4 \times 0.0800 = 7720 (\text{C}) \cdots (\text{ウ})$$

**Ⅳ**

〔解答〕

問1　F　　問2　A　　問3　B　　問4　B
問5　B

〔出題者が求めたポイント〕

脂肪族化合物（炭化水素の性質，アルコールの反応，銀鏡反応），合成高分子化合物，芳香族化合物（有機化合物の分離）

〔解答のプロセス〕

問1　A：誤　アルカンの融点・沸点は分子量が大きくなるほど分子間力（ファンデルワールス力）が強くなるため，単調に増加する。

　　　B：誤　アルケンの二重結合の結合距離（0.134 nm）は，アルキンの三重結合の結合距離

（0.120 nm）より長い。これは，二重結合が $\sigma$ 結合 1 本と $\pi$ 結合 1 本でできているのに対し，三重結合は $\sigma$ 結合 1 本と $\pi$ 結合 2 本でできているからである。

　　　C：誤　アルキンは，幾何異性体が存在するような，立体構造をとらない。

　　　D：誤　シクロヘキサンの炭素原子は同一平面上にはなく，いす形，舟形などの立体構造をとる。原子間の結合角はメタンとほぼ同じ 109.5° となる。

　　　E：誤　アルケンの二重結合のうち，$\pi$ 結合と呼ばれる弱い方の結合が切れやすく，付加反応が起こりやすい。

　　　F：正　シクロアルケン（環状構造を 1 つ，二重結合を 1 つもつ）の一般式は $C_nH_{2n-2}$，アルキン（三重結合を 1 つもつ）の一般式は $C_nH_{2n-2}$ で構造異性体の関係である。

問2　酸化させて，中性の化合物（アルデヒド）を経て，酸性の化合物（カルボン酸）となることから，化合物アは第1級アルコールとわかる。選択肢のうち，該当する構造をもつのは，A，D，E。

また，ナトリウムの単体との反応は，

$$2R\text{-}OH + 2Na \longrightarrow 2R\text{-}ONa + H_2\uparrow$$
（アルコール）

$$2R\text{-}COOH + 2Na \longrightarrow 2R\text{-}COONa + H_2\uparrow$$
（カルボン酸）

ア，ウ 0.020 mol から発生した $H_2$ は

$$\frac{224}{22.4 \times 10^3} = 0.010 (\text{mol}) \text{ なので,}$$

ア，ウともに一価（官能基を 1 つだけもつ）であることがわかる。

問3　銀鏡反応を示すのはアルデヒドを有する化合物。該当するのは，②，④である。

問4　選択肢の高分子を分類すると次のようになる。

| 有機高分子化合物 | 無機高分子化合物 |
|---|---|
| ポリエチレン | 石英 |
| 尿素樹脂 | シリカゲル |
| ナイロン | アスベスト |
| デンプン，タンパク質 | ガラス |
| フェノール樹脂 | シリコーン樹脂 |
| セルロース | |

（他）核酸，ゴム　　　　　　　雲母，ケイ素など
　　　ポリエステルなど

問5　各層は次のようになる

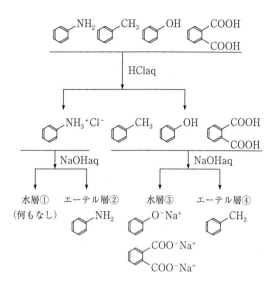

ア：正　　イ：正
ウ：誤　さらし粉水溶液で赤紫色を呈するのはアニリンである。

## 神戸学院大学　薬学部(推薦)入試問題と解答

令和3年6月1日　初版第1刷発行

編　集　　みすず学苑中央教育研究所

発行所　　株式会社ミスズ　　　　　　　　　　　　定価　本体3,000円＋税

〒167−0053

東京都杉並区西荻南2丁目17番8号

ミスズビル1階

電　話　03(5941)2924(代)

印刷所　　タカセ株式会社

- ●本シリーズ掲載の入試問題について、万一、掲載許可手続きに遺漏や不備があると思われるものがありましたら、当社までお知らせ下さい。
- ●乱丁・落丁等につきましてはお取り替えいたします。
- ●本書の内容についてのお問合せは、具体的な質問内容を明記のうえ、ハガキ・封書を当社宛にお送りいただくか、もしくは下記のアドレスまでお問合せ願います。

〈 お問合せ用アドレス：https://www.examination.jp/contact/ 〉